妇幼保健信息管理与质量控制

赵梓伶　张　刚◎主编

U0251671

主　审：潘晓平
主　编：赵梓伶　张　刚
副主编：蒋莉华　刘伟信

编　委：（按姓氏笔画排序）
刘伟信（四川省妇幼保健院）
李翔宇（上海市第十人民医院）
何琳坤（四川省妇幼保健院）
张　刚（四川省妇幼保健院）
张晓辉（浙江大学医学院附属妇产科医院）
陈晓芳（成都医学院）
罗　敏（四川省妇幼保健院）
赵梓伶（四川省妇幼保健院）
蒋莉华（四川大学）
潘晓平（中国疾病预防控制中心妇幼保健中心）
魏　桐（中国疾病预防控制中心妇幼保健中心）

组织单位：四川省妇幼保健院

四川大学出版社

项目策划：邱小平
责任编辑：许　奕
责任校对：张伊伊
封面设计：胜翔设计
责任印制：王　炜

图书在版编目（CIP）数据

妇幼保健信息管理与质量控制 / 赵梓伶，张刚主编
. 一 成都：四川大学出版社，2020.4
（妇幼保健信息质量管理丛书）
ISBN 978-7-5690-3722-7

Ⅰ．①妇… Ⅱ．①赵… ②张… Ⅲ．①妇幼保健－信
息管理－质量控制 Ⅳ．① R17

中国版本图书馆 CIP 数据核字（2020）第 048007 号

书　名	妇幼保健信息管理与质量控制
	FUYOU BAOJIAN XINXI GUANLI YU ZHILIANG KONGZHI

主　编	赵梓伶　张　刚
出　版	四川大学出版社
地　址	成都市一环路南一段 24 号（610065）
发　行	四川大学出版社
书　号	ISBN 978-7-5690-3722-7
印前制作	四川胜翔数码印务设计有限公司
印　刷	四川五洲彩印有限责任公司
成品尺寸	170mm×240mm
印　张	15.25
字　数	320 千字
版　次	2020 年 4 月第 1 版
印　次	2020 年 4 月第 1 次印刷
定　价	76.00 元

◆ 读者邮购本书，请与本社发行科联系。
电话：(028)85408408/(028)85401670/
(028)86408023　邮政编码：610065
◆ 本社图书如有印装质量问题，请寄回出版社调换。
◆ 网址：http://press.scu.edu.cn

四川大学出版社
微信公众号

前　言

　　妇幼保健工作关系着许多家庭的幸福，从国家角度讲，它直接决定了整个社会是否能够稳定发展，是社会实现繁荣富强的基础。妇幼保健信息工作是妇幼保健工作的重要组成部分。加强妇幼保健信息管理，不断提高妇幼保健信息质量，获得准确、可靠的妇女和儿童健康状况的基本资料，对制定不同时期的规划、战略目标，评价进展情况和妇幼卫生决策以及科学研究具有十分重要的意义。

　　本书编写的目的是为妇幼保健信息工作涉及的卫生行政部门、医疗保健机构、公共卫生机构以及妇幼保健信息管理相关工作人员提供指导，以便规范开展妇幼保健信息管理工作，不断提高妇幼保健信息质量。本书共分为六章，包括妇幼保健信息管理概述、妇幼保健信息管理基本要素、妇幼保健信息管理规章与制度、质量控制与统计技术、常用质量控制指标、妇幼保健信息管理实例（以某省为例）。本书除了介绍妇幼保健信息管理的基本理论知识，还系统地介绍了妇幼保健信息管理的制度、质量控制、统计分析，具有很强的操作性、实用性。

　　参与编写的专家来自中国疾病预防控制中心妇幼保健中心、大专

院校及妇幼保健机构，在妇幼保健信息管理、信息统计分析等方面有丰富的经验，在本书的编写过程中他们奉献了自己大量的时间和精力。在此向参与本书编写的专家和对本书编写给予支持的相关人员表示衷心感谢。

随着社会的进步及医疗科技的发展，妇幼保健信息的内涵逐渐丰富，妇幼保健信息管理工作也在不断探索和发展，本书难免存在不妥和疏漏，希望读者给予批评指正。

目　录

第一章　妇幼保健信息管理概述

第一节　信息与信息管理

一、信息

（一）信息的基本概念

"信息"在国外的论著中最早可追溯到 1928 年 R. V Hartly 在《信息传输》一文中的描述："信息指有新内容、新知识的消息。"1948 年，Shannon 博士在《通信的数学理论》中认为，信息是用以消除随机不确定性的东西，并提出信息量的概念和信息熵的计算方法，从而奠定了信息论的基础。美国著名科学家维纳认为信息就是信息，它既不是物质，也不是能量。我国信息科学家钟义信教授在《信息科学原理》一书中认为，在信息概念的诸多层次中，最重要的是两个层次：一个是没有任何约束条件的本体论层次，另一个是受主体约束的认识论层次。

信息在不同的学科范畴中具有不同的含义和特征，同时在不同的条件下从不同角度按不同层次对信息的理解和定义会发生变化，这也间接体现出信息概念的复杂性。目前学术界对于信息内涵的定义，主要有两种为大多数人所接受的观点：第一种观点认为信息是事物运动的状态和方式，即信息不是事物本身的特征或特性，不同的事物有不同的特征，并在不同的条件下发生变化，而这种特征与变化就是信息；第二种观点认为信息就是一组具有意义的事实或数据。

随着现代科学技术的发展，尤其是现代自然科学综合化进程的加快以及学科交叉融合渗透的加深，"信息"一词更广泛地应用于各行各业。2010 年，我国《信息与文献　术语》中将"信息"定义为：信息（information）是在通信过程中用以增加知识的一般消息，包括事实、概念、对象、事件、观念、过程等。信息的表现形式可以是数值、文字、图形、声音、图像以及动画等。

（二）信息的特征

信息的特性是指信息区别于其他事物的本质属性。信息的主要特性如下。

1. 客观性：信息是宇宙间的普遍现象，是一种不以人的意志为转移的客观存在，并与物质、能量"三位一体"，共同构成了事物的三个基本方面。

2. 普遍性：信息的客观性决定了信息的普遍性。信息是事物运动的状态和方式，只要有事物存在，就会有其运动的状态和方式，就存在着信息。因此，信息是普遍存在的。

3. 依附性：信息能够体现物质和能量的形态、结构、状态和特性，但本身却不能独立存在。信息只有被各种符号系统组织为不同形式的符合序列，并最终依附于一定载体上才可能被识别、存储、传递、显示和利用。

4. 可识别性：信息能够通过人的感觉被接收与识别，而且因信息载体不同而导致感知方式与识别手段存在差异。

5. 相对性：客观上信息是无限的，但相对于认知主体来说，人们实际获得的信息总是有限的。由于不同认知主体有着不同的感知能力，对同一事物获得的信息是因人而异的。

6. 可转换性和可传递性：信息的表达方式及符号系统与物质载体是可以相互转换的，也就是说，信息可以从一种状态转换成另一种或几种状态。比如，物质信息可以转换为语言、文字、图像、记号、代码、电信号等。信息的这种可转换性也同时决定了信息具有可传递性。

7. 共享性：信息区别于物质、能源的一个重要特征是它可以被共同占有、共同享用。信息在传递过程中不但可以被信源和信宿共同拥有，而且还可以被众多的信宿同时接收利用。根据物能转化定理和物与物交换原则，得到一物或一种形式的能源，必失去另一物或另一种形式的能源。但信息交换的双方不仅不会失去原有信息，而且还会增加新的信息。信息还可以广泛地传播扩散，供全体接收者共享。

8. 时效性：信息的存在有着一定的时效性。"稍纵即逝""瞬息万变"便是信息时效性的真实写照。因此，这就要求人们在获取、交流信息的过程中必须尽量加快速度，以便及时加以利用。

9. 可再生性：人类一方面在不断利用各种信息，另一方面又在不断创造各种新的信息。因此，信息永远都在产生、更新、演变，是取之不尽、用之不竭的智慧源泉，是人类社会自然界不可或缺的可再生资源。

10. 可存储性：信息不但能通过人的大脑进行隐性存储，也能通过物质载体加以显性存储，而且还可以用现代信息技术设备来存储。

11. 可扩充性：随着时间的推移，人们使用信息的效能随之提高，信息的应用面也越来越广，于是信息在运用过程中不断扩充，从小到大，从片面到全面，从零乱到系统，从不成熟到成熟。运用过去的资料及经验，结合现在的情况预测未来，就是信息扩充的典型例子。

12. 可压缩性：信息的压缩是指对信息进行集中、综合和概括等处理，将其压缩成精炼、便与存储的形式。信息的压缩便于信息的规范化，有利于信息的存储和管理，同时使信息知识化、智能化，有利于决策和控制。信息的压缩形式多种多样，信息的数据化、表格化、账页化、图像化及手册化都是对信息的压缩。

（三）信息的分类

鉴于信息内涵的广泛性，为了正确认识信息，科学地度量信息，更好地管理和使用信息，可以将信息从不同的角度进行如下分类：

1. 按照信息的产生和作用机制，信息分为自然信息和社会信息。

（1）自然信息：指自然界中的各类信息以及人类生产的物质所产生的信息，包括生命信息、非生命物质存在与运动信息、生命物质和非生命物质之间的作用信息等。如生物信息有肢体语言、动物的叫声等，非生物信息有天气变化、地壳运动等。

（2）社会信息：指人类各种活动所产生、传递与利用的信息，包括一切人类运动变化状态的描述，如科技信息、经济信息、军事信息和生活信息等。

2. 按照信息的表现形式，信息分为消息、资料和知识。

（1）消息：是关于客观事物发展变化情况的最新报道，强调事物当前动态的信息，有较强的时效性，主要用于了解情况。

（2）资料：是客观事物的静态描述与社会现象的原始记录，强调客观现实的真实记载，有较强的累积性，主要用作论证的依据。

（3）知识：是人类社会实践经验的总结，是人类发现、发明与创造的成果，强调人类对客观事物的普遍认识和科学评价。

3. 按照主体的认识层次，信息划分为语法信息、语义信息和语用信息。

（1）语法信息：由于主体具有观察力，能够感知事物运动状态及其变化方式的外在形式，由此获得的信息称为语法信息。

（2）语义信息：由于主体具有理解力，能够领悟事物运动状态及其变化方式的逻辑含义，由此获得的信息称为语义信息。

（3）语用信息：由于主体具有明确的目的性，能够判断事物运动状态及其变化所得的信息称为语用信息。

语法信息、语义信息和语用信息三者综合在一起构成认识论层次上的全部信息，称为全信息。

4. 按信息的加工处理程度，信息划分为一次信息、二次信息和三次信息。

（1）一次信息：指未经加工或略微加工的原始信息，如会议记录、论文、统计报表等。

（2）二次信息：指在原始信息的基础上加工整理而成的供检索用的信息，如文摘、索引等。

（3）三次信息：指根据二次信息提供的线索，查找和使用一次信息以及其他材料，进行浓缩、整合后产生的信息，如研究报告、综述等。

5. 按照事物产生、成长直至结束的发展过程，信息分为预测性信息、动态性信息和反馈信息。

（1）预测性信息：指事物酝酿、萌芽等阶段产生的信息，它对管理人员把握事物的发展和及时采取有效决策至关重要。

（2）动态性信息：指在事物成长、发展阶段产生的信息，为决策者及时掌握决策实施情况起到及时的作用。

（3）反馈信息：指在事物结束阶段或者某一阶段完成后产生的信息。

6. 按动静状态，信息分为动态信息和静态信息。

（1）动态信息：指时间性较强、瞬息万变的新闻或情报信息。

（2）静态信息：指历史文献、档案资料等相对稳定、固化的信息。

7. 按传递的范围，信息分为公开信息、内部信息和机密信息。

（1）公开信息：指传递和使用的范围没有限制，可在国内外公开发表的信息。

（2）内部信息：指不能公开传播，只供内部掌握和使用的信息。

（3）机密信息：指必须严格限定使用范围的信息。

8. 按反映的事物状态，信息分为常规性信息和偶然性信息。

（1）常规性信息：指反映正常条件下的常规事件的信息，如统计月报信息、天气预报信息等。

（2）偶然性信息：指反映偶然的非常规事件的信息，如某地发生地震、火灾以及飞机失事等。

9. 按稳定程度，信息分为固定信息和流动信息。

（1）固定信息：指通过不断变化的大量信息进行长期观察和分析，揭示客观事物发展过程的内在联系和必然趋势所形成的各项原则、制度、标准等。

（2）流动信息：指反映事物发展过程中每一时间变化的信息，如商品供求信息等。

10. 按发布的渠道，信息分为正式渠道信息和非正式渠道信息。

（1）正式渠道信息：指由正式组织发布并通过正式组织向外传播的各类信息，如官方新闻发布会、正式报告等。

（2）非正式渠道信息：指从正式渠道以外获取的各类信息。

11. 按反映事物的范围，信息分为内部信息和外部信息。

（1）内部信息：指反映事物内部状态的信息。

（2）外部信息：指与特定系统有关联的信息。

二、信息管理

信息管理（information management，IM）是管理学的分支，因此具有管理学的共性，同时作为一个专门的管理类型，又具有自己独有的特征。

（一）信息管理概述

1. 信息管理的概念。

信息管理的概念是 20 世纪 70 年代在国外首先提出来的，经过几十年的发展，其内涵不断扩充，应用领域不断扩大，使用频率也越来越高。关于信息管理的概念，国外存在多种不同的解释。尽管学者对信息管理的内涵、外延以及发展阶段都有着种种不同的说法，但人们公认的信息管理概念可以总结为：信息管理是实现组织目标、满足组织要求、解决组织的环境问题而对信息资源进行开发、规划、控制、集成、利用的一种战略管理。狭义的信息管理就是对信息加以管理，信息是被管理的对象。邬锦雯在《关于"信息管理"》一文中拓展了这一定义，提出信息管理是一个多层次的概念，信息管理的对象不只是信息，还包括与信息有关的人、机构、设备、环境等。信息管理的目标是有效满足信息需求。信息管理通过资源配置来实现其目标。

通过对国内外文献资料的广泛查阅，人们认为信息管理包括信息内容管理、信息媒体管理、计算机信息管理、管理信息系统、信息产业或行业的队伍管理。信息管理实际上是对信息资源的管理，它不单对信息进行管理，还对信息活动的各种要素（人、设备、机构等）进行科学的计划、组织、控制和协调，以实现信息及相关资源的合理配置，进而有效地满足社会信息需求。

2. 信息管理的范围。

不同的信息管理学派对信息管理内涵有不同的理解，使得对信息管理的内容、范围的界定不尽相同。目前主要有以下几种代表性观点：

（1）信息管理主要研究信息业的环境管理（包括社会信息业、信息技术与传递媒介、社会信息流）、信息资源管理、信息流通管理（包括信息服务、信息市场、信息经济）及信息事业管理。

（2）信息管理的范围包括信息资源开发、调配与组织管理，信息传递与交流组织，信息的解释、控制与组织，信息研究、咨询与决策，信息技术与信息系统管理，信息服务与用户管理，信息经济管理及与信息活动有关的社会管理。

（3）信息管理可分为微观信息管理（数据、文件、资料等）、中观信息管理（各种信息系统、信息机构等）和宏观信息管理（信息网络业、信息市场、信息教育等）。此外，还有一种与这种划分法相同，但其内涵归属不同的观点，认为信息管理的微观层次是狭义的信息资源管理，中观层次是指广义的信息资源管理，宏观层次则是指广义的信息资源管理再加上信息产业管理。

（4）信息管理主要包括环节管理、系统管理与产业管理。

（5）信息管理主要研究信息政策、规划、计划的制订和实施，机构的设置和组织，人员的配置，人员的使用与培训，经费及成果管理等。

（6）信息管理含有信息内容管理、信息媒体管理、计算机信息处理、管理信息系统、信息产业及待业的队伍管理五种不同的意义。

3. 信息管理的过程。

尽管不同管理学派给出的信息管理的概念不尽相同，但在不同领域中信息管理的过程却是相似的。信息管理的过程包括信息收集、信息传输、信息加工和信息存储。信息收集是指按照一定的原则，根据预先设计的程序，采用科学的方法获得原始信息的过程。信息传输是信息在时间和空间上的转移，利用信息的可共享性，对信息的内容进行传播的过程。信息加工是指在原始信息的基础上，对信息形式和内容进行处理，从而产生新的再生信息，使信息得到更有效的利用。信息存储是指将有用的信息通过一定的载体保存下来，可以对信息进行再利用或再传播的过程。

（二）管理信息系统

20 世纪 80 年代，美国著名教授 Gordon B. Davis 对管理信息系统提出了一个较为完整的定义："是一个利用计算机硬件和软件，手工作业、分析计划、控制和决策模型以及数据库的用户——机器系统。它能提出信息支持企业或组织的运行、管理和决策功能。"这个定义较为全面地说明了管理信息系统的目标、功能和组成，特别强调了模型和计算机在管理信息系统中的作用，反映了管理信息系统可在高、中、基础三个层次上支持管理活动。现代化的管理信息系统的概念是比较广泛的，其已发展成为综合性、多要素、多功能的复杂大系统，无论是大规模的国家管理信息系统，还是一个部门的管理信息中心，只要担负着收集、加工与传递信息的功能，都属于管理信息系统。

管理信息系统的功能，根据其组织规模、结构方式、大小，主要分为以下几类。

1. 输入功能：根据管理信息系统所要达到的目的及系统的能力和信息环境的许可，准备和提供统一格式的信息，使各种统计工作简化，降低信息成本。输入的信息不断适应信息环境变化的特征，服务于用户的需求。

2. 存储功能：在现代信息环境中，不仅要求管理信息系统具有巨大的存储容量，而且要求对大量存储可能带来的检索、输出方面的困难以及效率不高等问题，要合理科学地解决，尽量减少投资，扩大整体存储量，保证存储信息数据资料的有效性和应用价值。

3. 处理功能：大量信息资料和数据存储以后，必须及时地利用数学方法和各种模型进行加工处理，这是管理信息系统内部的生产过程。为了提高工作效率，一般应将分散的业务集中统一处理，尤其应当尽量采用机械化、自动化、协

作化的现代科学技术进行信息处理，以便于及时预测未来和科学地进行决策。

4. 输出功能：管理信息系统的各种功能都是为了保证最终实现最佳的输出功能。输出的信息即是管理信息系统的终端产品。及时全面地提供不同要求、不同程度的信息，以满足各类用户的不同需求。管理信息系统对外界环境所产生的效益、用户对管理信息系统的满意程度都是通过输出功能来体现的。

5. 控制功能：保证管理信息系统各个环节顺利连续运转所必备的功能。管理信息系统的控制功能，主要是对各种信息处理设备，如计算机、通信网络等，通过各种程序从技术上进行控制，同时，也是对整个管理信息系统的组织管理，控制和调节系统内部结构及其关系。任何失去控制的系统，不但达不到预定的目标，而且会造成不必要的损失。

管理信息系统的输入、存储、处理、输出及控制等功能是相互连接、有序运转的一个整体，也是一个复杂多变的过程，并且常受到随机干扰。因此必须随时掌握系统计划要实现的目标和实际状况，不断地使系统的实际状态与程序规定的状态保持一致，根据反馈信息及时进行调整和决策，以保证整个管理信息系统运转的最佳化。

第二节　妇幼保健信息

妇幼保健工作作为一项具有中国特色、保健与临床并重的公共卫生条线业务，主要包括妇幼保健服务和服务监管两个层面的业务内容，具有参与协作机构多、时间跨度长等特点。其中，妇幼保健服务是由辖区范围内相关医疗保健机构承担，面向特定服务对象（妇女和儿童）提供的有计划、连续的专项系统保健服务。一项系统、完整的妇幼保健服务一般可分解为多个相对独立、相互关联的业务服务活动。这些业务服务活动可能需要多个相关医疗保健机构在一定的时间段内联动协作完成。相关医疗保健机构包括妇幼保健机构、承担妇幼保健服务的医院和社区卫生服务机构、乡镇卫生院以及其他领域的相关部门等（见图1—1）。而服务监管则是由业务主管部门负责，在妇幼保健服务过程中针对各项服务提供的质量、效率、效果等进行动态业务监管，以指导和保证妇幼保健工作按目标、按计划完成。监管工作不仅在辖区范围实施，而且需要从上（国家级）至下（县区级）进行逐级业务管理和业务指导。各项监管职能由国家、省、地市、县区各级卫生行政部门及其授权的各级妇幼保健机构负责。

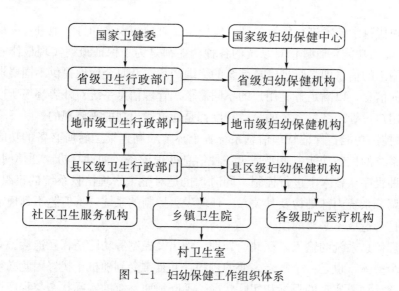

图 1-1　妇幼保健工作组织体系

一、妇幼保健信息的基本概念

妇幼保健信息是各级医疗机构、妇幼保健机构、基层医疗卫生机构等收集的，以个案为基础的，妇女和儿童的个人健康资料和临床诊疗信息记录。妇幼保健信息伴随人类的发展而存在，随着医疗科技的发展，妇幼保健信息的内涵也在逐渐丰富。

妇幼保健信息记录的主要内容有妇女保健信息和儿童保健信息。妇女保健信息记录的主要内容为青春期保健、婚前保健、计划生育技术服务、孕前保健、孕产期保健、高危孕产妇管理、产前筛查、产前诊断、出生缺陷监测、孕产妇死亡、常见妇女病筛查、更老年期保健等。儿童保健信息记录的主要内容为出生医学证明的签发和管理、新生儿疾病筛查、新生儿访视、儿童健康体检等。

妇幼保健业务的特点决定了妇幼卫生信息化建设具有不同于一般业务应用系统的领域特性。妇幼保健信息系统管理着特定服务对象（妇女、儿童）的专项健康档案数据，是服务对象在整个生命进程中形成的完整健康信息的一部分。因此，妇幼卫生信息化建设需要一种跨机构甚至跨地域运行的，"逻辑完整、物理分散"的开放式信息系统来支撑。

妇幼保健信息系统收集的核心数据资源是妇幼保健服务类和管理类信息。妇幼保健服务类信息是指由辖区内妇幼保健业务体系提供、直接面向个体服务对象、包含居民健康档案内容的妇幼保健服务信息，主要依据《城乡居民健康档案基本数据集》《妇幼保健信息系统基本数据集标准》和《妇幼保健服务信息系统基本功能规范（试行）》等相关业务标准和规范采集。妇幼保健服务监管指依据妇幼保健机构承担的群体保健工作管理职能，对本辖区内妇幼保健服务开展过程、质量、效果等监督管理，并产生业务管理和决策支持等相关信息。由于管理

类信息不直接面向服务对象提供个体服务，所以一般不产生居民健康档案信息，目前没有特定的数据标准和规范可遵循。

二、妇幼保健信息的分类

利用采集的服务类信息，可以获得两大类妇幼保健信息，即儿童保健类信息和妇女保健类信息。妇幼保健信息分类见表1-1。通过数据汇总、数据清洗、质量控制（质控）、统计分析等处理，产生管理类指标信息，包括出生医学登记信息管理、出生医学证明管理、0~6岁儿童健康管理与服务评估、孕产妇健康管理与服务评估、妇女健康管理与服务评估等。

表1-1 妇幼保健信息分类

分类	服务类信息	管理类信息
儿童保健服务	1. 出生医学证明的签发	出生医学登记信息管理
		出生医学证明管理
	2. 新生儿访视	0~6岁儿童健康管理与服务评估
	3. 新生儿疾病筛查	
	4. 儿童健康体检	
	5. 营养性疾病儿童管理	
	6. 5岁以下儿童死亡报告	
妇女保健服务	7. 婚前保健服务	妇女健康管理与服务评估
	8. 妇女常见病筛查	
	9. 计划生育技术服务	孕产妇健康管理与服务评估
	10. 产前保健（产前检查）	
	11. 产时保健	
	12. 产后访视	
	13. 产后42天健康检查	
	14. 高危孕产妇管理	
	15. 产前筛查	
	16. 产前诊断	
	17. 出生缺陷监测	
	18. 孕产妇死亡报告	
其他妇幼保健服务	—	—

在区域妇幼保健院信息系统中，信息资源可分为以下六大类：

（一）基本信息

基本信息是指满足系统运行所需的各类公共卫生、医疗卫生、人口、计划生育等基础信息资源，包括个人、医疗卫生人员、医疗卫生机构、医疗卫生术语等信息。

（二）业务信息

业务信息是指支撑儿童保健、妇女保健和妇幼卫生管理等六大子系统业务活动的信息。其中，儿童保健基本信息包括出生医学证明、新生儿疾病筛查、儿童健康体检、体弱儿童管理、5 岁以下儿童死亡报告等。妇女保健基本信息包括婚前保健服务、妇女病普查、计划生育技术服务、孕产期保健服务与高危管理、产前筛查与诊断、出生缺陷监测、孕产妇死亡报告等。

（三）文档信息

文档数据：一种是指妇幼保健业务活动产生的与居民电子健康档案（electronic health record，EHR）相关的文档，这些文档可通过 ESB 传送到区域卫生信息平台，或者从区域卫生信息平台获取数据；另一种是指在业务活动过程中产生的文档型数据，如医学影像、图文卡片等。

（四）标准信息

标准信息是妇幼保健院信息系统运行的基础。考虑到区域卫生环境下各种信息系统互联互通的要求，标准信息包括区域卫生信息平台业务数据所要求的数据标准规范，以及整个定义电子健康档案的标准数据集和数据元。在系统实现中，标准数据以 XML template 的形式或关系型数据的形式存储。

（五）决策信息

决策信息主要指业务管理和辅助决策所需的支撑数据，包括妇幼保健管理所需要的运营、决策类信息资源。这些数据通过数据抽取（extract transform load，ETL）工具进行抽取、转化和整理后存储在数据仓库中。

（六）交换信息

妇幼保健信息系统承接着与区域人口健康平台的信息交换，同时也承担面向基层各级妇幼保健单位以及平级单位的信息交换与共享任务。这些交换的数据/文档在处理前需临时存放在数据交换服务区。通过上述信息资源层的规划，将各类医疗卫生、公共卫生信息资源进行归类、存储、划分，使这些信息得到充分利用，从而更好地支持各级单位间的业务协同要求，以提高妇幼保健院行政管理效率和医疗服务水平。

三、妇幼保健信息管理的意义

妇幼保健信息管理跟每个家庭的幸福有着紧密的关系。从国家角度讲，它直接决定了整个社会是否能够稳定发展，是社会实现繁荣富强的基础。随着时代的发展和社会认知水平的提高，我国越来越关注妇幼保健信息工作，逐步把妇幼保健信息管理纳入社会发展的规划中，直接提高了我国人口的整体素质。除此之外，《中华人民共和国母婴保健法》《中华人民共和国母婴保健法实施办法》《中国妇女发展纲要（2001—2010 年）》《中国儿童发展纲要（2001—2010 年）》等法

律法规陆续被制定和执行。

对于涉及妇幼保健的重大公共卫生项目来讲，其有效的实施离不开对妇幼保健信息的及时收集和准确监测。原始的妇幼保健信息工作内容繁杂，细分程度很高，信息的记录都是以纸质的形式进行，从乡镇到县区，从县区到市，从市到省，信息的传递和统计是一项耗时极大的工作，特别是这些数据涉及患者病历等多种敏感数据，对保密性要求特别高，加之从上到下缺乏统一的指导和管理，信息交互的难度非常大。根据时代的发展需要，2003 年卫生部制定了《全国卫生信息化发展规划纲要 2003—2010 年》，特别指出了"统一规范、统一代码、统一接口"三个统一作为医疗卫生信息化发展的统一标准，为妇幼保健信息化管理提供了依据，妇幼保健信息工作的信息化得以在短时间内蓬勃发展。需要指出的是，相较于其他医疗领域，妇幼保健信息管理具备一定的特殊性：

1. 妇幼保健信息工作的信息化绝不是单一数据的存储和统计。它包含了多种信息，如检查信息、访视信息、监护信息等。而这些信息都是后期评价以及数据统计分析的基础，彼此相互影响、相互关联。

2. 妇幼保健信息工作的主要特点是人多、面广且分布不集中。从早孕入院建册进行产检开始，到分娩完成，再到产后访视，各个阶段涉及多家医院，信息分布十分分散，同时幼儿护理和体检也涉及多家医院。

3. 孕产妇信息有一定的特殊性。孕妇不是严格意义上的患者，信息存在诸多不同，不仅要记录生理信息，还要记录产前、产后检查，分娩以及计划生育管理等信息。

4. 各级妇幼保健机构信息交换渠道不通畅。当前的妇幼保健信息管理主要是所在地的乡镇卫生院、县区医院、市级医院等进行传统意义上的信息维护，各级妇幼保健院定期向所在地区的上级妇幼保健院提交纸质报表，定期召开妇幼保健信息评审会议，获取信息后再进行统计、汇总和分类，归纳出相关报表，最后将原始信息和统计信息进行刻盘并送交上级卫生行政部门。

第三节　妇幼保健信息系统

妇幼保健信息系统是卫生信息化建设的重要组成部分。随着社会的发展进步，人们对妇幼保健服务的需求发生了显著变化。在医药卫生体制改革的推动下，以健康档案为核心的区域卫生信息化建设对妇幼保健领域的信息化提出了新任务和更高的要求，也为妇幼保健信息系统带来了更加丰富的内涵和更广阔的应

用前景。

一、妇幼保健信息系统的概念

妇幼保健信息系统（maternal and child healthcare information system）是指在对妇女、儿童的健康情况进行追踪、检测、综合管理的基础上，通过信息化集成形成一个统一的信息平台，这个信息平台收集的数据对于各级妇幼卫生政策的制定和实施有着重要的参考意义，是制定政策的数据支撑。该系统的建成和正常运营对于实现妇幼卫生工作的数字化有着不言而喻的意义。随着社会的进步，医疗卫生行业信息化的发展，行政主管部门对医疗卫生事业的重视，目前，大部分的妇幼保健机构都具备相应的硬件条件，可以实现数据的上传。除此之外，随着行政主管部门信息中心的完善，在现有的硬件条件下是可以实现妇幼保健信息系统的构建的。妇幼卫生信息数字化平台可以适时收集某一特定区域的妇幼保健信息，为相关的妇幼保健政策的制定提供数据支撑。而且，从社会发展的大趋势来看，覆盖区域的妇幼卫生信息数字化平台是医疗行业改革的必然步骤，而且从目前的实际情况来看，已有的妇幼卫生信息系统难以满足人民日益增长的医疗需要，目前我国大部分地区妇幼卫生工作的一小部分实现了信息化，但是从整体来看，并不能满足人们日益增长的医疗需要。大部分地区的妇幼卫生信息工作数据主要还是通过人工录入和信息系统上报，直报系统采用的是国家卫生健康委员会相关单位统一开发的信息软件，从省级来看，只有填报、审核、汇总、上报功能，对于某些数据的获取，仍需要向上级请示，请示通过以后才能获取。最为关键的是，省级层面并没有自己的数据库，这一缺陷给具体的工作带来了极大的不便，难以满足妇幼保健工作的需要。

由于目前的妇幼卫生信息化难以满足社会的需要，为了进一步加快妇幼卫生信息建设，提高妇幼保健工作的水平，我们需要建立统一的妇幼保健信息平台，使同一省份中不同区域的妇幼保健信息尽可能实现交互、共享。这是迫切需要解决的问题。从全国的情况来看，很多地区对于妇幼保健信息化工作都进行了不少有益探索，某些先进地区还进行了信息网络和数据库系统建设工作。对于信息网络和数据库系统建设，我们要高度重视，这不仅是社会发展的需要，也是医疗改革的必然。

二、妇幼保健信息系统的设计思路

妇幼保健信息系统的基本业务流程可概括为信息采集、信息管理和信息分析利用，见图1-2。信息采集阶段主要实现妇幼保健相关信息的获取。信息在各级妇幼保健业务活动中产生，通过不同的采集手段实现各级信息的获取。采集手段主要包括纸质报告卡和调查表录入、数据交换、数据导入等。信息来源于主动

监测和被动监测。一方面，已构建了业务信息系统的机构，如建立了信息系统的医疗助产机构、妇幼保健院等，可以通过区域卫生信息平台或数据交换系统提供常规报告；另一方面，也可以由本级妇幼保健机构根据需要从所辖地各相关机构主动收集信息。妇幼保健工作的信息管理通常依托区域卫生信息平台或妇幼保健管理信息系统，主要围绕妇女和儿童的全生命周期健康档案进行管理，既包括静态的专项档案信息，也包括历次诊疗、保健、随访等动态信息。同时，由于人口在居住场所上具有一定的流动性，在信息化管理上要实现妇幼保健专项档案的连续性工作，在信息分析利用阶段，除孕产妇死亡率、保健覆盖率等人群健康测量指标，汇总报表和分析报告外，视监测目的和信息类型，还涉及信息的质量评价和数据挖掘分析等活动。

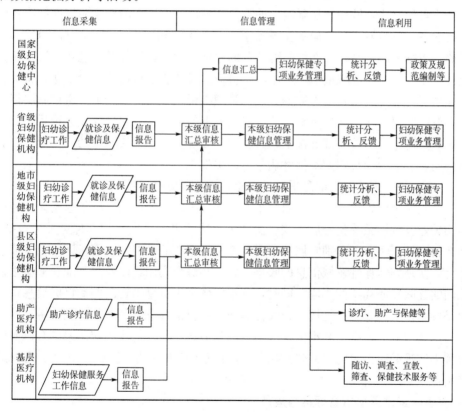

图 1-2　妇幼保健业务流程

妇幼保健信息系统的设计思路主要有以下几点：

（一）以人为本，实现全生命周期健康管理

在业务应用系统建设上，应树立以"人的健康"为中心的全程服务理念，以实现居民全生命周期健康管理为目标，站在服务全局的高度，通过开展全面、系统的区域卫生信息规划，优化业务流程和服务模式，提高服务质量和效率，满足

"惠及居民、服务应用"的卫生信息化战略要求。

（二）整合数据资源，实现业务数据中心共建

妇幼保健信息系统所管理的是特定服务对象（妇女、儿童）的专项健康数据，只是服务对象在整个生命进程中形成的完整健康信息的一部分。正确地认识和处理好妇幼保健信息系统与其他业务应用系统（如医疗服务、疾病控制和社区卫生等）在数据资源建设上的相互衔接和互为补充的协作关系，在区域层面实现跨领域、跨系统的数据资源整合，是实现相关业务应用系统共同支撑全程一体化健康管理服务的重要基础。

（三）优化系统体系架构，实现区域业务高效协作

为加强信息资源高效整合和充分利用，避免系统功能重复建设和数据重复采集，应首先打破领域和条块限制，通过对区域范围内与人的全生命周期健康管理相关的各业务领域进行全面的业务需求、业务流程和职能边界分析与统筹规划，按照"数据从哪儿来，功能就归哪儿"的原则，做好妇幼保健信息系统以及相关业务应用系统的功能域重组、数据流程再造以及功能模型优化设计工作，将负责数据采集的服务应用和负责数据分析的管理应用合理地区分开来，避免底层相关应用系统之间的功能交叉重叠，使逻辑架构下的妇幼保健信息各业务子系统，在区域卫生信息平台的基础支撑下，具备"高效统一，各司其职"的协作能力，能够共同、有机地参与到妇幼保健业务活动中来。

（四）基于区域卫生信息平台，构建条线业务应用系统

妇幼保健信息系统是一个由多个业务子系统逻辑组成的领域信息系统。经过与相关业务应用系统整合后，这些业务子系统逻辑上隶属于妇幼保健业务范畴，但在物理层面实际上分别归属于不同业务应用系统的功能域，通过区域卫生信息平台，实现妇幼保健领域信息的收集、整合和综合利用，以及与其他业务应用系统间的互联互通和业务协同。同时，基于区域卫生信息平台的妇幼保健信息系统也是健康档案中儿童保健域和妇女保健域的主要信息提供者和信息利用者，并承担着为其他业务域推送和提供共享信息的任务，在与其他业务应用系统有机协作过程中实现健康档案的"共建共用"，保证健康档案成为"活档"和具有更大的利用价值。

（五）遵循卫生信息标准与规范

妇幼保健信息系统的建设要严格遵循国际、国内有关标准和技术规范，有计划、有步骤、分期实施，具备良好的实用性和可扩展性。

中国疾病预防控制中心妇幼保健中心自 2002 年成立以来，根据全国妇幼保健最高业务指导机构的职能定位，一直在国家卫健委领导下开展妇幼卫生信息标准化建设，目前提供妇幼保健信息系统建设参照的有关行业标准与规范有几十个。《基于区域卫生信息平台的妇幼保健信息系统建设技术解决方案》是国家卫

健委已发布的《健康档案基本架构与数据标准（试行）》和《基于健康档案的区域卫生信息平台建设技术解决方案（试行）》的配套文件，系统地阐述了以健康档案和区域卫生信息平台为基础的妇幼保健信息系统建设的有关基本概念、总体设计思路和业务需求，制定了妇幼保健信息系统的业务模型、功能模型和信息模型，以及系统技术实现方案与部署模型，是指导各地在基于健康档案的区域卫生信息化建设中开展妇幼保健信息系统建设的技术指南和规范化依据。

三、妇幼保健信息系统的结构与功能

（一）总体架构

妇幼保健信息系统是开展妇幼保健业务的重要支撑。它通过对妇幼保健数据进行采集、汇总、分析，提升辖区内妇女儿童的健康管理水平。妇幼保健信息系统在国家、省、地市、县区都可能具备独立的系统，上下级之间又相互连接，形成一体化网络。

在每一级内，妇幼保健信息系统采用五层平台架构，包括操作系统平台、系统软件平台、应用系统平台、业务运行平台和业务系统功能。其中，操作系统平台是应用软件运行的基础平台。系统软件平台包含 Web 服务器、应用服务器和关系数据库服务器。应用系统平台提供业务通用的服务，支持整个系统平滑扩展，为以后增加数据分析系统和知识管理系统提供基础。业务运行平台则针对妇幼保健工作的业务需求，支持妇幼保健业务运行，并提供与数据采集、分析和统计相关的业务定制功能。业务系统功能则包括具体的妇幼保健业务子系统，如儿童健康体检、孕产妇保健、高危孕产妇管理等。系统总体架构见图1-3。

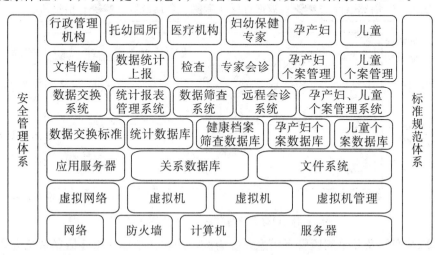

图1-3 妇幼保健信息系统总体架构

（二）功能模型

妇幼保健信息系统应具备信息采集、信息管理和统计分析三个基本功能。该

系统应具备信息在线录入功能，并提供接口标准。信息报送至少应支持书面报告、电子表格、交换数据、订正信息等多种格式，报送对象应涵盖区域卫生信息平台、各级妇幼保健机构、各级助产医疗机构、社区卫生服务机构、乡镇卫生院等医疗机构。采集信息应遵照信息标准、校验规则、健康档案管理规范、用户权限管理体系等标准要求，经过审核、订正、查重、删除等数据管理操作后，汇总形成数据库，再经过统计分析，产出报表、统计图和质量评价指标报告等管理信息，为业务管理、决策分析、公众服务提供科学支持。

（三）应用架构

妇幼保健信息系统应用架构见图1-4。该系统是支撑各级妇幼保健服务的核心系统，它主要将采集到的信息进行有效管理，并集中对外提供各种服务。通过数据采集平台，利用信息系统数据交换或报告、电子表格等手段，将妇幼保健信息汇总到信息系统中进行管理。信息主要来源于各医疗助产机构、乡镇卫生院以及社区卫生服务机构等。信息管理既可以通过独立的妇幼保健信息系统，也可以通过与区域卫生信息平台集成完成。信息访问利用可以分四大类，包括妇幼专项业务支撑、信息查询、统计分析和汇总上报。其中，妇幼专项业务支撑指在本级辖区内开展的各项妇幼保健业务，如儿童健康体检、新生儿疾病筛查、孕产期保健服务、高危孕产妇管理等。

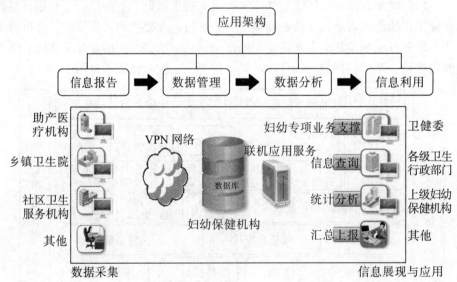

图1-4　妇幼保健信息系统应用架构示意图

以孕产妇及儿童健康管理信息系统为例，简要介绍妇幼保健信息系统应具备的功能。孕产妇及儿童健康管理信息系统包括孕产妇及儿童健康服务信息系统和监管信息系统两部分。孕产妇及儿童健康管理信息系统功能结构图见图1-5。

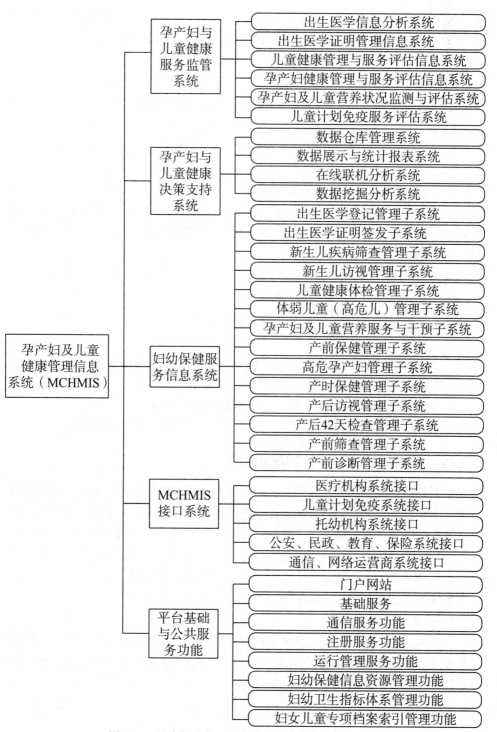

图1-5　孕产妇及儿童健康管理信息系统功能结构图

本部分以儿童健康管理与服务评估信息系统中的儿童健康体检部分为例。儿童健康体检指定期对 7 岁以下的儿童进行体格发育测量和评价,其功能简要描述如下。

1. 基本信息登记:完成 7 岁以下儿童基本信息录入。支持多种数据录入方式。

2. 儿童体检管理:完成儿童体检数据录入,根据体检结果进行评价,产出健康指导意见。支持多种数据录入方式,提供健康指导意见模板功能。

3. 转诊登记:根据儿童体检结果,完成对出生缺陷儿童、营养性疾病儿童的转诊登记。

4. 提醒与预警:根据业务规则自动提示定期体检、转诊登记的时间,自动筛出预约体检、到期未检;根据体检信息和营养性疾病儿童管理规范,自动筛查出异常儿童并预警;预设指导及异常情况处理意见等标准参考值,根据体检信息形成指导意见及异常情况处理意见等。

5. 结案管理:完成实足年龄 7 岁儿童的结案登记、确诊死亡儿童的结案登记、迁出儿童登记、失访儿童登记。

6. 信息查询:查询 7 岁以下儿童完整的健康体检信息,可根据单个或多个条件组合查询,支持个案查询。

7. 统计与报表生成:生成《七岁以下儿童保健和健康情况年报表》等统计报表,能按不同统计要求生成报表和图形,支持报表格式自定义和条件查询。

8. 打印与输出:具备儿童体检各项信息的打印与输出功能。

9. 数据交互:从其他功能模块提取儿童基本信息及其体检相关信息。

四、妇幼保健信息系统的应用部署

根据妇幼保健机构的工作职能和业务特点,国家级妇幼保健中心需要建设统一的技术平台,以整合现有各种不同业务的信息系统,形成一个统一的国家妇幼保健数据中心和相应的业务信息化管理平台,以支持妇幼卫生监管业务的开展。本节所描述的孕产妇及儿童健康管理信息系统监管信息平台是国家级妇幼保健中心综合信息平台——"妇幼卫生管理信息平台"的一个组成部分。

系统整体部署分为国家级平台部署和试点地区部署两部分。

(一)国家级平台部署

孕产妇及儿童健康管理信息系统国家级平台作为国家妇幼卫生信息平台的一项重要业务应用,其总体部署与国家妇幼卫生信息平台的部署一致,且可作为国家妇幼卫生信息平台的初步模型,见图 1-6。

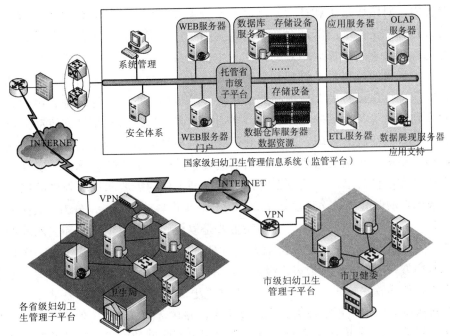

图1-6　孕产妇及儿童健康管理信息系统国家级平台部署

（二）试点地区部署

对于已建设完成且相对完善的妇幼保健服务系统试点单位，仅需建设本项目监管系统的主机系统，部署监管系统应用软件和实现与服务系统的融合即可，并按国家级—省级—试点地区的三级部署模式实现纵向数据交互、信息共享和业务协同。

对于尚未建设妇幼保健服务系统的试点地区，参照国家级平台部署模式，结合当地实际情况，建设网络支撑平台，构建安全保障体系，部署妇幼保健服务系统和监管系统，同时实现服务系统与监管系统的融合，并按国家级—省级—试点地区的三级部署模式实现纵向数据交互、信息共享和业务协同。

第四节　中国妇幼保健信息化发展历程及建设现状

一、中国妇幼保健信息化发展历程

妇幼卫生属于我国公共卫生体系的一个重要组成部分，其功能是促进和提高妇女儿童的健康水平、提高出生人口的素质、提高社会福利水平和区域竞争

综合实力，对国民经济和社会发展起着十分重要的作用。信息化是当今世界发展的大趋势，是推动经济社会变革的重要力量。加强医疗卫生信息化建设，建立并完善覆盖全国、快捷高效的公共卫生信息系统是我国信息化发展战略重点之一。信息化的过程也是管理和服务模式优化与重建的过程，科学、规范的妇幼保健信息化建设将极大地提高妇幼保健服务机构的保健医疗服务、组织管理以及后勤保障等各项基础能力和综合实力，加强对边远农村地区和流动人口的妇幼卫生监测及服务管理。妇幼保健信息系统与社区卫生服务信息系统、疾病控制信息系统、医院信息系统等共同构成完整的公共卫生信息体系，实现区域卫生协同和信息共享，以适应新时代妇幼保健工作的需要和社会发展的趋势。

我国妇幼保健信息化建设始于20世纪90年代，总的看来，分为三大阶段。

第一阶段是2000年以前，这期间主要是以全国妇幼卫生年报和三网监测工作为主要信息内容的早期计算机信息化管理阶段。1995年以前的年报工作是以手工收集方式填报的纸质报表逐级汇总，并上报中央。由于反复手工抄写，错误率较大，传输效率较低。1996年卫生部（现更名为国家卫生健康委员会）开发了单机版的妇幼卫生年报数据管理信息系统，并在全国范围推广使用，通过磁盘逐级上报数据。20世纪90年代末期，随着国内互联网的应用，已开始推广使用电子邮件上报数据，软件系统也经过多次改版和升级，并使用至今。此外，通过世界银行贷款的"综合性妇幼卫生项目（卫生Ⅵ）"，国家大力提高了妇幼卫生管理信息系统的质量。卫生Ⅵ项目覆盖了广西、陕西、四川、重庆、云南、甘肃、青海、江西和内蒙古九个省（自治区、直辖市）的282个贫困县，自1995年正式实施，历时7年，于2001年12月底结束。卫生Ⅵ项目推动了项目地区信息系统建设，具体表现在提高了信息人员素质，促进了信息系统硬件建设和信息系统制度化、规范化。项目为县级信息系统配备了计算机、电话，发展了计算机网络建设，平均而言，项目县在实行信息计算机管理方面比非项目县早了2年，与地市级同步。项目地区各级信息系统专业人员均在卫生Ⅵ项目中接受过由中央到省、到地市或县区、再到乡村的逐级信息系统培训。与非项目县相比，项目县的信息系统管理更规范，收集、传递和反馈速度快得多，漏报、误报少，数据更真实、完善。

第二阶段是面向服务的业务系统阶段。2003年，中国疾病预防控制中心妇幼保健中心在中国－联合国人口基金生殖健康/计划生育第5周期项目中开发建设了信息管理项目。项目管理协同办公系统、即时消息系统和电子邮件系统，覆盖全国30个省（自治区、直辖市），并给所有项目县装备了计算机设备和数字证书系统，实现了中央项目办与各项目点工作的实时沟通和质量控制。2006年在第6周期项目中又增加了网络直报系统，形成全项目地区实时、动态、连续的项目信息共享数据库，极大地提高了项目管理效率和信息管理质量，为科学、及

时、有效地决策提供了可靠的依据。

第三阶段是基于健康档案和区域卫生平台的妇幼保健信息化阶段。2013年12月，国家卫生计生委联合国家中医药管理局共同发布《关于加快推进人口健康信息化建设的指导意见》，对我国卫生信息化进行了顶层设计和总体规划，即"4631-2工程"。其中，"4"代表4级卫生信息平台，分别是国家级人口健康管理平台、省级人口健康信息平台、地市级人口健康区域信息平台及县区级人口健康区域信息平台；"6"代表6项业务应用，分别是公共卫生、医疗服务、医疗保障、药品管理、计划生育、综合管理；"3"代表3个基础数据库，分别是电子健康档案数据库、电子病历数据库和全员人口个案数据库；"1"代表1个融合网络，即人口健康统一网络；最后一个"2"是人口健康信息标准体系和信息安全防护体系。依托中西医协同公共卫生信息系统、基层医疗卫生管理信息系统、医疗健康公共服务系统，打造全方位、立体化的国家卫生计生资源体系。

经过数十年的建设和发展，我国已经建立了"国家、省、地市、县区"四级妇幼保健网体系，在各个层面开展妇幼保健工作。区别于一般以诊疗为主要工作内容的医疗机构，妇幼保健机构的工作主要围绕妇女儿童健康保健展开，涵盖妇女保健、妊娠、生产，以及新生儿保健、儿童健康管理等各个阶段。各级妇幼保健机构的主要业务包括：①制订妇幼健康教育工作计划，开展有针对性的健康教育和健康促进活动，定期对健康教育效果进行评估；②开展妇幼保健业务的技术研究、业务培训和工作评估，推广妇幼保健领域的适宜技术；③针对妇女和儿童的日常保健开展服务工作，例如疾病筛查、健康监测、健康管理、宣传教育等；④对各级医疗机构中妇幼保健相关的技术人员进行业务管理、技术指导、人员培训和考核评估；⑤对妇幼保健业务过程中的各种信息进行收集、汇总、上报、分析、反馈和交流，实现相关信息的统计、分析，为开展调查与科学研究提供支持，为卫生行政部门决策提供依据。

根据妇幼保健的主要业务需求，妇幼保健信息化工作主要围绕"两条主线、三级平台"展开。两条主线即妇女保健业务和儿童保健业务。妇女保健业务主要包括婚期保健服务、妇女常见病筛查、计划生育技术服务、孕产期保健与高危管理、产前筛查与诊断、出生缺陷监测和孕产妇死亡监测等业务；而儿童保健业务主要包括出生医学登记、儿童健康体检、新生儿疾病筛查、营养性疾病儿童管理和5岁以下儿童死亡监测等业务。三级平台包括国家级平台、省级平台和区域（地市或县区级）平台。各级平台根据妇幼保健机构的职能，分别开展诊疗、筛查、咨询、宣教、信息管理、统计分析等工作。同时，妇幼保健的信息化工作还需要实现与疾病预防控制中心信息系统、医疗机构信息系统、区域卫生信息系统等相关信息系统的信息集成，从而实现妇幼保健业务与其他医疗卫生工作的衔接与整合。

二、中国妇幼保健信息化建设现状

(一) 发展概述

2003 年以前,妇幼卫生信息的收集主要靠手工报表或者简单的年报。2003 年,中国疾病预防控制中心妇幼保健中心成立,承担全国妇幼保健的技术指导和监督工作,并在中心内设置了信息管理部,其职责就是配合行政管理部门,研究和制定一系列相关的妇幼保健信息系统和网络建设的标准、规范和方案。中国疾病预防控制中心妇幼保健中心除完善自身办公系统建设之外,还积极引导各地进行信息化建设。目前中国疾病预防控制中心妇幼保健中心主要有三大信息系统,即办公系统、以业务直报为主的业务平台和面向居民的商业平台,此外还包括安全保障体系和信息标准体系。

(二) 发展规划

卫生部统计信息中心《"十二五"国家卫生信息化工程建设规划项目建议书》指出,妇幼卫生信息化目前仅有妇幼卫生监测信息系统,缺乏出生医学登记、妇女儿童重大疾病监测与管理等数据采集、分析系统,提出新建出生医学登记与儿童健康管理信息系统、孕产妇健康管理与服务评估信息系统和重大妇女疾病监测信息系统,改扩建出生缺陷监测与干预信息系统的规划。

《全国妇幼保健信息系统建设规划(2011—2015)》在国家卫生信息化"十二五"规划的基础上,提出基于三级平台的妇幼管理系统建设的具体内容,对各管理系统的业务/功能边界、应实现的功能做出具体要求。

(三) 信息化标准体系

妇幼卫生信息的标准化是实现妇幼卫生信息化的基础,是实现资源的共享和业务的协同、在全国范围内建立统一规范和可交换的妇幼卫生信息的前提。信息的收集、存储、交换和分析的首要条件就是信息的标准化,信息化必然伴随着标准化。卫生信息化快速发展的进程中,标准化工作相对滞后。妇幼卫生信息标准的研究先行,已有标准规范包括以下几个方面:

1.《中国妇幼保健信息系统标准》。

中国疾病预防控制中心妇幼保健中心信息管理部在前期基础调研和可行性论证的基础上,早在 2004 年 5 月就组织启动了"中国妇幼保健信息系统标准体系研制"项目。该项目旨在研究和建立一套符合中国国情、满足基层妇幼保健服务和管理需要的妇幼保健信息系统标准体系,用于指导全国妇幼卫生信息化建设,促进国家卫生信息资源的统一规划和共享,并为卫生部制定国家卫生信息标准体系提供基本依据。

项目产出的《中国妇幼保健信息系统标准》包括三项内容。①《妇幼保健信息系统基本功能规范》:根据国家级妇幼卫生信息管理的基本要求,对妇幼保健

信息系统进行明确定义，并在此基础上对妇幼保健信息系统及其各子系统的设计目标、基本功能要求、系统运行要求、数据标准化以及系统建设与实施等各项内容提出规范化的技术和管理要求。②《妇幼保健信息系统基本数据集标准》：根据《妇幼保健信息系统基本功能规范》中提出的妇幼保健信息系统各子系统基本功能要求，主要从满足国家级妇幼卫生信息管理基本要求的角度，对各子系统所必须采集的数据内容提出规范化的要求，并制定相应的数据元和代码标准。③《妇幼保健信息系统网络支撑平台技术指南》：根据《妇幼保健信息系统基本功能规范》和《妇幼保健信息系统基本数据集标准》的基本要求，从满足妇幼保健信息系统开发与运行管理的角度，对妇幼保健信息系统运行所需的网络支撑平台，从平台总体框架、结构和功能、技术平台的选择、系统集成、数据库平台和信息安全体系等主要方面，提出规范化和建议性的技术解决方案。经专家评审，人们普遍认为该标准规范完整地制定了我国妇幼保健领域的基础信息标准和技术规范，初步提出了中国妇幼保健信息系统标准的基本体系；三项技术标准，可作为妇幼保健信息系统设计开发应遵循的基本要求，是指导和评价各地妇幼保健信息系统建设和运行管理的基本标准；具有重要的社会和经济价值，填补了我国妇幼卫生信息标准研究领域的空白。该成果于 2007 年 11 月荣获卫生部首届中华预防医学会科学技术奖。

2.《基于区域卫生信息平台的妇幼保健信息系统建设技术解决方案》。

根据国家深化医疗卫生体制改革对推进实用共享的医药卫生信息化建设的要求，中国疾病预防控制中心妇幼保健中心于 2010 年组织编写了《基于区域卫生信息平台的妇幼保健信息系统建设技术解决方案》。该方案系统阐述了以健康档案和区域卫生信息平台为基础的新一代妇幼保健信息系统建设的有关基本概念、总体设计思路和业务需求，建立了妇幼保健信息系统的业务模型、功能模型和信息模型，以及系统技术实现方案与部署模型；由传统的封闭式条线设计思路转变为"以人为本"的信息系统一体化设计思路，用以指导各地建立符合国家标准和规范的妇幼保健信息系统，也可为区域卫生信息化建设中的其他业务应用系统建设提供技术参考。

此外，中国疾病预防控制中心妇幼保健中心积极参与了卫生部《健康档案基本架构与数据标准（试行）》的制定，其中包括"儿童保健""妇女保健"两大部分共十个数据集标准；完成了《全国妇幼保健信息系统建设规划（2011—2015）》。目前计划或正在研制的方案有《妇幼保健信息模型标准》《基于卫生信息平台的妇幼保健综合管理信息系统建设技术解决方案》和《妇幼卫生信息标准管理方法》。

我国妇幼卫生信息化标准规范的研究相对先行，并取得了一定成果，对其他公共卫生业务领域的标准制定起到参照作用。

（四）主要信息化建设项目介绍

1. 联合国儿童基金会"妇幼卫生健康与营养"项目。

2011 年，联合国儿童基金会特别针对中国医疗卫生基础数据以及信息系统存在的不足，支持在孕产妇及儿童健康管理领域建设部署一套全国统一标准、互联互通的孕产妇及儿童健康管理信息系统，以评价医改效果；同时为卫生管理者、流行病学家提供常规、客观、分散、跨部门的儿童和妇女健康管理信息数据。这是第一个针对妇幼卫生信息化专题的国际项目。

2. 基于区域卫生信息平台的妇幼保健信息系统试点示范项目。

2009 年 6 月，为贯彻落实医改精神，推进以健康档案为核心的区域卫生信息化建设，推进卫生领域各业务应用系统互联互通和信息共享，中国疾病预防控制中心妇幼保健中心组织开展了《基于区域卫生信息平台的妇幼保健信息系统建设技术解决方案》研究。在综合考虑了行政级别、地域和经济水平（东、中、西部）、信息化基础等因素后，选择了天津、北京、云南作为省一级的试点地区，武汉、昆明、柳州、苏州作为市一级的试点地区，进行试点示范项目建设。建立国家级和省级妇幼卫生管理信息系统（妇幼监管平台），建设和改造市级基于区域卫生信息平台的妇幼保健信息系统（妇幼服务平台）。各试点地区利用妇幼信息化项目建设的机会，已经实现区域内的妇幼信息互联互通与信息共享。

3. 中国妇幼保健网项目。

2005 年，卫生部设立了国家级项目"全国妇幼健康管理信息服务模式研究与应用"（简称"中国妇幼保健网项目"）。目前的中国妇幼保健网站，即中国妇幼保健网联盟，是依托全中国专业妇幼保健机构强大的专业医生资源建立起来的、全国各级妇幼保健机构共享的、专业型、商业型互联网综合服务平台。

第五节　中国妇幼保健信息系统发展展望

妇幼卫生是我国公共卫生体系的重要组成部分之一，在促进和提高妇女儿童健康水平、提高出生人口的素质和社会福利水平等方面起着十分重要的作用。妇幼保健信息化是适应社会信息化发展的必然趋势，是妇幼保健工作和社会服务能力不可缺少的内容。我国妇幼卫生服务的信息化建设起步较晚，随着国家信息化建设的蓬勃发展，妇幼保健信息系统的开发和应用逐步成熟完善，未来发展应考虑以下几个方面。

一、加强妇幼保健机构信息工作的组织体系建设，重视区域卫生信息资源规划和整合利用

为消除妇幼卫生信息在地区间的不均衡，缩短差距，应通过多种形式来加强妇幼保健机构信息工作的组织体系建设。一方面，要加强国家规范标准的宣传、培训，通过设立支撑项目来选择试点地区先行贯彻落实，鼓励先进、以点带面，同时还可以根据试点执行情况对存在的不足予以总结、改进；另一方面，强化基层网底建设，重点促进基层妇幼保健信息工作组织机构、人才队伍规范化和基础能力建设。

二、加大信息工作经费投入，推进妇幼信息化建设

妇幼保健工作及信息化建设作为覆盖我国城乡的基本公共卫生服务体系建设的重要组成部分，是医药卫生体制改革方案提出的基本要求和重点建设内容。政府机构应加大经费投入，大力加强规范化和信息化建设，将信息化作为推动新时期妇幼保健工作快速发展的重要支撑手段，逐步建立健全区域化妇幼保健信息系统，以不断提升妇幼保健优质服务和科学管理水平，满足广大妇女儿童日益增长的健康需要。

三、加强妇幼卫生信息人才队伍的规范化建设

规范化和标准化是做好信息工作的基础。信息化是必要手段，人员队伍是根本，要注重提高专业队伍的整体素质，加强卫生信息化新学科的建设，积极培养既懂医学和卫生管理知识又掌握计算机专业技能的新型复合型人才，以适应现代化、信息化的迫切需要。

四、推进妇幼保健信息工作的规范化、标准化建设

信息工作不仅是各级妇幼保健业务工作的重要组成部分，而且对妇幼保健各项业务工作起着评价、指导、监督和辅助决策的重要作用。信息化的快速发展对妇幼保健信息工作的规范化水平提出了更高的要求，没有业务规范化，信息化及标准化就是"无源之本"，网络不能互通、服务不能协同，"以人为本，惠及居民"的卫生改革目标永远也不会实现。在妇幼保健信息化发展过程中，国家要及时建立常规的妇幼卫生信息标准研究与评估指导组织体系及相应的工作机制，给予必要的支持，以制定统一的业务规范和信息标准；同时加强全国妇幼卫生信息资源的科学管理、开发整合和共享利用，加强基层业务指导，统筹规划，协同并进，在统一规范标准的基本前提下，引导全国妇幼保健工作快速、健康发展。

第二章　妇幼保健信息管理基本要素

第一节　机构管理

妇幼保健是公共卫生的一项重要内容，妇幼保健机构是公共卫生服务体系的重要组成部分。《妇幼保健机构管理办法》《国家卫生计生委关于妇幼健康服务机构标准化建设与规范化管理的指导意见》均明确了妇幼保健机构的性质和功能定位，以加强妇幼保健机构的规范化管理。

妇幼保健信息工作是妇幼保健工作的重要组成部分。妇幼保健信息管理旨在制定妇幼保健信息工作方针、政策、规划和标准，建立和完善妇幼保健信息管理体系，对妇幼保健信息系统各构成要素（机构、人员、设备、制度和指标体系等）进行计划、组织、协调和控制等。我国妇幼保健信息管理机构主体包括卫生行政部门、妇幼保健院（所）和其他医疗卫生机构（如医院）。各机构应根据工作性质和功能定位，加强妇幼保健信息管理有关机构的规范化管理。

一、机构设置

卫生行政部门负责制定妇幼保健信息规章制度、方案法规，监督指导各业务机构开展妇幼保健信息管理信息工作，协调各有关机构的合作沟通。业务机构在卫生行政部门的领导下，根据各项法律法规、规范指南开展妇幼保健信息工作，分析和利用妇幼保健信息为卫生决策服务，并接受卫生行政部门和有关机构的监督评价。在整体上，卫生行政部门是妇幼保健信息管理的领导和监管机构，妇幼保健机构是妇幼保健信息的业务管理和指导中心，医疗卫生机构是妇幼保健信息工作的具体执行机构。

各级卫生行政部门应当设置妇幼保健相关处室（或科室），负责对妇幼保

信息工作的行政管理。妇幼保健机构信息工作应在卫生行政部门的领导下由妇幼保健机构（院所）长直接负责管理。根据妇幼保健信息工作要求，妇幼保健机构内应合理设置相应科室开展妇幼保健信息工作。相应科室根据业务工作开展的需要可下设二级科室，实行分工协作。信息中心（科）是兼具信息化建设管理、信息服务和综合协调的职能部门，负责组织协调各相关业务部门共同开展各项群体保健与临床诊疗信息管理工作，并具体承担数据信息的收集、整理、分析、上报、反馈以及信息化建设等任务，保证信息资源统一规划和共建共享，实行信息归口管理。

各级医疗卫生机构均应承担公共卫生任务，完成相应的妇幼保健信息资料收集和报告工作。各级医疗卫生机构妇幼保健信息工作应当由分管妇幼保健或信息的院领导直接负责，各相关科室（包括妇产科、儿科、妇保科、儿保科、信息科、档案室、防保科等）承担具体的工作。设置防保科完成信息的汇总和归档，报告同级妇幼保健机构。乡镇卫生院/社区卫生服务中心应设有相应的科室完成妇幼保健信息工作。村卫生室/社区卫生服务站应当有相对固定的人员，承担妇幼保健信息网络工作。妇幼保健信息管理机构纵向网络结构见图 2-1。

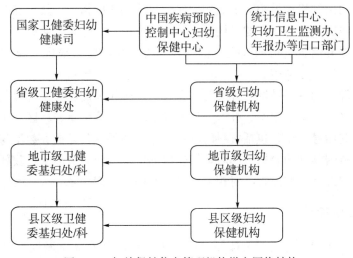

图 2-1　妇幼保健信息管理机构纵向网络结构

二、分级管理

国家卫健委负责全国妇幼保健机构信息工作的规划和监督管理。县级以上卫生行政部门负责本行政区域内妇幼保健机构信息工作的规划和监督管理。

根据我国《妇幼保健机构管理办法》的规定，妇幼保健机构由政府设置，分省、地市、县区三级。设区的地市级和县区级妇幼保健机构的变动应征求省级卫生行政部门的意见。不得以租赁、买卖等形式改变妇幼保健机构所有权性质，需

要保持妇幼保健机构的稳定。妇幼保健院（所、站）是各级妇幼保健机构的专有名称，原则上不能同时使用两个或两个以上名称，社会力量举办的医疗机构不得使用该名称。

各级妇幼保健服务机构应当按照职能提供服务并实行上下联动、分级管理。县区级侧重辖区管理、人群服务和基层指导；地市级根据区域卫生规划承担妇幼保健技术分中心任务；省级除承担妇幼保健技术中心任务外，还应当协助卫生行政部门开展区域业务规划、科研培训、信息分析利用、技术推广及对下级机构的指导、监督和评价等工作。按照《全国妇幼保健机构信息工作管理规范（试行）》的要求，妇幼保健信息管理也相应实行分级管理，并优化工作模式。

妇幼保健机构受卫生行政部门委托，负责辖区内各类医疗保健机构中与妇女儿童健康相关信息的收集、整理、上报、分析、反馈，日常工作和监督管理，以及相关信息化建设。县区级妇幼保健机构负责辖区内妇幼卫生相关数据与信息的收集、整理、分析、质控、上报和日常管理，是妇幼卫生信息管理的基础单位。县区、地市、省三级妇幼保健机构实行妇幼卫生统计报表及相关个案信息的逐级汇总、上报、分析、反馈和共享。

上级妇幼保健机构承担对下级妇幼保健机构的业务指导、技术支持和督导培训等职责，协助下级妇幼保健机构开展妇幼保健信息工作。下级妇幼保健机构负责辖区妇幼保健信息资料的收集、整理和分析，并按要求报告上级妇幼保健机构，接受相关的督导考核。

妇幼保健机构应指导辖区开展与妇女儿童健康相关的医疗保健服务的各类医疗卫生机构（含乡镇卫生院、社区卫生服务中心、村卫生室、社区卫生服务站），开展妇幼保健信息工作，包括资料的收集、建立和保存各类业务数据与信息的原始记录、资料的整理和分析。同时，妇幼保健机构应向同级卫生行政部门、上级妇幼保健机构进行工作报告，对相关督导工作进行反馈。

三、制度建设

各级妇幼保健机构应严格按照国家相关法律法规和规章制度开展工作，同时，参照原国家卫生计生委《关于妇幼健康服务机构标准化建设与规范化管理的指导意见》，结合妇幼保健信息工作，建立健全并强化辖区妇幼保健信息工作的制度建设，确保各项妇幼保健信息工作顺利开展。根据工作开展情况不断健全、完善、细化其他规章制度。

1. 建立健全妇幼保健信息管理制度，包括对基层业务指导、人员培训、信息收集报告、督导考核和信息评审制度等。

2. 建立健全人才培养制度。积极创造条件，吸引高素质人才，培养复合型人才和学科带头人。完善人员聘用、岗位培训和继续教育制度。强化业务人员轮

岗制度，在孕产保健部、儿童保健部、妇女保健部和计划生育技术服务部内，设置相应妇幼保健信息管理岗位，指定专（兼）职人员负责辖区信息管理工作。

3. 建立绩效考核制度。在对妇幼健康服务机构的绩效考核中纳入妇幼保健信息工作内容。建立履行公共卫生职能、信息报送质量和信息安全等的考核制度。妇幼保健机构应当开展机构内部门和人员绩效考核，建立有效的激励机制，给妇幼保健信息工作提供支持。

4. 加强信息工作质量监管和安全管理制度。加强信息工作质量监管，严格按照相关工作制度和技术规范开展各项信息工作。建立岗位责任制，明确岗位职责，保证信息安全。

5. 医院信息管理制度。参照卫健委和相关部门制定的有关规范化管理规定。

6. 其他管理制度：信息管理中心（科）工作制度、信息管理工作考核评估制度、计算机机房管理制度、计算机信息网络系统使用管理制度、计算机信息网络系统运维服务管理制度、网络安全监督管理制度、计算机设备档案管理制度、数字证书和电子印章使用管理制度等。

四、人员配备（详见本章第二节人力资源）

卫生行政部门、妇幼保健机构及各级医疗卫生机构应根据工作情况，配置人员从事妇幼保健信息工作。人员的配置数量、类别应与机构属性、妇幼保健机构的级别、辖区规模和业务开展情况相适应。

五、保障措施

（一）制度保障

建立健全妇幼保健及妇幼保健信息工作相关法律法规和规章制度，提供妇幼保健信息工作开展的制度保障。

（二）物资保障

各级人民政府应按照《中华人民共和国母婴保健法》设立母婴保健专项资金和发展妇幼卫生事业的要求，落实妇幼卫生工作经费，逐年增加对妇幼卫生事业的投入。妇幼卫生经费中应明确对妇幼保健信息工作的顺利开展提供保障。各项经费的使用应该符合法律法规和有关规章制度，由同级财政预算，按标准定额落实。

信息工作经费主要指设备设施购置费、信息系统开发购置费、信息网络系统运维经费，以及调研、培训、督导、会议等业务工作经费。根据实际工作需要，合理安排业务经费，专款专用，保证各项工作的正常运行。

各级妇幼保健机构应按照分级负责原则配备本级信息管理工作所必需的办公场地和计算机机房，确保各项信息管理工作的正常运行。计算机机房的面积和相

关安全防护要求参照国家计算机信息系统有关安全法规标准。

积极开展信息化建设，开发、引进和使用妇幼保健信息系统、医院信息系统、网络直报系统等有关管理信息系统，提高工作效率和质量。根据各项信息系统运行需要，装备必要的应用服务器、数据库服务器、数据备份设备、网络设备和网络安全设备以及网络通信线路等。用于妇幼保健信息管理的设备和用于医院信息管理的设备应分别独立装备并实行内外网物理隔离，保证网络安全。机房和电源等相关基础设施可以共享。基层妇幼保健机构应装备适当数量的、专门用于信息管理工作的计算机设备和网络通信线路等。

（三）人力资源保障

为了保证妇幼保健信息工作队伍的稳定，应根据工作任务与绩效考核结果给予补助。对相关人员的职称晋升，坚持以业绩为主的原则，给予适当政策倾斜。加强妇幼保健人力资源梯队培养，依照国家规定使其接受有关继续教育培训，应对其参加相关培训和学术活动等给予支持。注重人员队伍的延续性。

六、监督管理

加强妇幼保健机构的信息工作规范化建设，严格遵守国家有关法律法规、规章制度，加强对信息管理和业务人员的监督管理，实施全面质量控制。

各级卫生行政部门负责对同级妇幼保健机构、开展妇幼保健信息工作的医疗卫生机构实施监督管理。建立健全妇幼保健信息评估和监督考核制度，定期进行监督评估和信息公示。建立健全社会民主监督制度，定期收集社会各相关机构的意见和建议，并将满意度作为考核内容之一。

各级妇幼保健机构及开展妇幼保健信息工作的医疗卫生机构，均应接受卫生行政部门的监督管理与评估。妇幼保健机构应同时接受上级妇幼保健机构的业务指导与评估。开展妇幼保健信息工作的医疗卫生机构应接受同级妇幼保健机构的业务指导与评估。

第二节　人力资源

妇幼保健信息管理中的人力资源管理包括人员配置、培训与考核、激励机制、从业资格认定等。

一、人员配置

妇幼保健信息人员主要包括信息管理人员、专业技术人员和工勤人员。根据《全国妇幼保健机构信息工作管理规范（试行）》的要求，省、市级妇幼保健机构须配备专职信息管理人员。信息管理人员的配置数量应与妇幼保健机构的级别、辖区规模和业务开展情况相适应。信息管理人员应具备信息管理和信息技术相关方面的专业技术培训结业证明或相应技术系列的专业技术职称，其中从事统计工作的人员还须具有国家法定执业资格。

各级妇幼保健机构应配备熟悉国家医疗卫生保健相关法律法规和业务知识、熟练掌握信息管理与信息技术知识和技能的专业技术人员，承担各项保健和临床信息管理与信息化建设工作。根据需要配备适当数量的计算机专业技术人员及工勤人员。

根据《国家卫生计生委妇幼司关于印发妇幼保健专科建设和管理指南（试行）的通知》要求，信息专科应当至少配备 10 名专职信息人员（包含至少 2 名计算机及网络专业技术人员）。其中辖区妇幼卫生信息管理组应当至少配备 5 名专职妇幼卫生信息人员，机构内信息管理组应当至少配备 5 名专职信息管理人员。信息专科人员配置数量应当与辖区规模、机构业务开展情况相适应。

辖区妇幼卫生信息管理组人员应当熟悉妇幼卫生相关法律法规，掌握妇幼卫生信息管理、信息标准与规范、卫生统计等相关知识和技能。

机构内信息管理组人员应当掌握信息技术、信息标准与规范、服务器和网络的管理、网络安全管理、数据库管理、医疗业务流程等相关知识和技能。信息专科所有人员均应当定期接受卫生行政部门及上级机构组织的妇幼卫生信息、信息管理、信息技术等专业知识和技能培训，培训合格后方可上岗，其中从事统计工作的人员应当具备与其从事的统计工作相适应的专业知识和业务能力。

信息专科负责人应当具有 5 年以上信息管理工作经验，具备一定行政管理能力，具备高级专业技术职务任职资格。

根据信息专科发展情况设立学科带头人。学科带头人应当在本专业领域有一定学术地位，具有正高级专业技术职务任职资格，从事信息管理工作 10 年以上。

二、培训与考核

《全国妇幼保健机构信息工作管理规范（试行）》要求信息管理人员依照国家规定接受有关继续教育培训，各级妇幼保健机构应对其参加相关培训和学术活动等给予支持。

（一）妇幼保健年报人员培训

每一级年报工作人员都要定期接受培训，熟练掌握年报工作的各个环节，清

晰了解每个指标的定义和收集方法。在县、乡、村三级基层机构，普遍建立用以进行数据交换和核实的月、季例会制度，可利用例会的时间同时进行必要的培训。

（二）妇幼保健监测人员培训

妇幼保健监测系统为监测工作人员提供指标解释、诊断标准、填表要求和质量控制等培训内容。妇幼保健监测人员培训分为一级培训和二级培训。

一级培训：各卫健委妇幼处负责监测工作的行政管理人员，以及省级妇幼保健机构负责妇幼卫生监测的专业人员，参加全国培训班接受报表程序及质量控制等方面的培训。

二级培训：各所有参加监测的医院、妇幼保健机构派一名具体负责妇幼卫生监测工作的业务人员，参加本地培训班。除一级培训的内容外，还应重点就填表要求、死亡诊断、出生缺陷诊断等内容进行讲解。

除培训后考核外，还可通过上级机构对下级机构进行质量抽查、现场督导时考核业务人员，若考核不及格需重新培训，直至考核合格方可参加工作。机构内部还可通过不定期抽查、业务竞赛等方式进行常态化质量控制。尽可能提供外出学习及参加学术会议的机会，通过相互交流吸收其他地区先进的妇幼卫生信息管理和操作模式。

三、激励机制

人力资源是妇幼保健信息工作的关键。在实际工作中，妇幼保健数据来源广、指标多，需要大量时间成本与人力成本，在规定时间内完成整合、分析、上报等任务。随着医药卫生信息化不断拓展、深入，对人力资源的要求也在不断提高。但目前信息管理人员存在流动性大、业务水平参差不齐、质量控制困难等问题。县级妇幼保健机构是我国妇幼保健三级业务网络的最底层，机构总数量占全国妇幼保健机构总数的近 90%，发挥着妇幼保健信息收集和管理工作的关键网底作用。底层信息队伍将直接影响到妇幼保健信息工作的质量和效率，严重影响妇幼卫生信息的质量和及时性、有效性，影响科学管理和科学决策。

各机构可结合自身具体情况，设法增加妇幼群体保健人员编制与经费，拓展业务培训，提高在信息工作上投入的经费比例。根据妇幼保健机构的功能定位，各级卫生行政部门应与编办、人力社保、财政等部门统筹协商，适当增加妇幼保健机构的人员编制，并保障必要的运行经费预算，改善信息管理人员的工作积极性和稳定性。

第三节　岗位职责

岗位职责是指需要完成的某岗位工作内容以及应当承担的责任范围。岗位是组织为完成某项任务而确立的，由工种、职务、职称和等级组成。职责是职务与责任的统一，由授权范围和相应的责任两部分组成。妇幼保健信息工作包含各级卫生行政部门承担的相关妇幼行政管理工作，以及各级妇幼保健机构和医疗卫生机构承担的相应业务工作。根据妇幼保健信息工作内容及责任范围确定岗位职责。各级机构和工作人员应明确岗位职责，遵照相关的法律法规和技术规范开展工作。

一、机构职责

（一）卫生行政部门

卫生行政部门全面负责辖区妇幼保健信息工作的组织管理。其主要职责如下：

1. 坚决服从政府的工作部署和统一指挥，执行其指令性工作，并向主管领导负责。

2. 贯彻落实国家妇幼卫生信息管理制度，执行国家妇幼保健信息工作规范和信息标准。

3. 负责辖区妇幼保健信息工作的综合管理和统筹协调，监督检查各项妇幼保健信息工作的开展是否符合法律法规和技术规范要求。

4. 结合辖区实际情况，制定辖区妇幼保健信息工作管理制度，比如妇幼卫生监测制度、妇幼卫生年报制度、质量控制制度、信息收集报告和反馈制度、信息安全制度和统计工作制度等。

5. 领导制定辖区妇幼保健信息工作相关规范指南、实施方案、应急预案，以保障妇幼保健信息工作有序开展，以及紧急状态或突发情况下妇幼保健信息安全和数据备份。

6. 组织成立辖区妇幼保健信息工作领导小组和技术指导小组，以推动辖区各项妇幼保健信息工作开展。

7. 保障辖区妇幼保健信息工作的经费投入、资源配置和持续供给，保证分配的公平性、合理性，支持妇幼保健信息工作的有效运转和可持续发展。

8. 负责辖区妇幼保健信息平台建设总体规划、设计、开发和运营管理，充

分利用现代信息技术，通过"互联网＋妇幼健康"模式，推动辖区妇幼保健信息化建设，促进资源整合、数据共享与交换，提高工作效率。

9. 负责辖区妇幼保健信息工作的人力资源开发、储备、培养和队伍建设，考查选拔工作程序，组织定期或不定期的人事考证、考核、考查工作，以确保妇幼保健信息从业人员队伍的稳定性和可持续性发展。

10. 负责制定辖区统一的信息工作质量考核评估制度和考核评估办法，并定期组织开展考核评估工作。

11. 协调同级卫生行政部门共享妇幼保健信息及相关资源、交流合作，建立管理协作机制，责权清晰，并确保信息安全。

12. 建立跨区域妇幼保健信息管理协作机制，负责协调相关工作的开展。

13. 负责组织妇幼保健信息的分析利用工作，确定工作重点、难点，为监督指导、效果评估、卫生决策提供支持。

14. 定期或不定期向政府汇报妇幼保健信息分析结果，反馈给相关部门和社会公众，支持决策管理。

15. 负责开展妇幼保健信息工作相关调研。

（二）妇幼保健机构

妇幼保健机构受卫生行政部门的委托，承担辖区妇幼保健信息管理业务工作和技术指导，并接受卫生行政部门的监督管理和考核。其主要职责如下：

1. 坚决服从卫生行政部门的工作部署和统一指挥，执行其指令性工作，并向主管领导负责。

2. 贯彻落实国家妇幼卫生信息管理制度，执行国家妇幼保健信息工作规范和信息标准。

3. 负责辖区妇幼保健信息工作的具体实施，符合国家有关妇幼保健信息工作的法律法规、技术规范和标准要求。

4. 协助卫生行政部门，结合辖区实际情况，制定辖区妇幼保健信息工作管理制度，比如妇幼卫生监测制度、妇幼卫生年报制度、质量控制制度、信息收集报告和反馈制度、信息安全制度和统计工作制度等。

5. 协助制定辖区妇幼保健信息工作相关规范指南、实施方案、应急预案，以保障妇幼保健信息工作有序开展，以及紧急状态或突发情况下妇幼保健信息安全和数据备份。

6. 承担辖区妇幼保健信息资料的收集、整理、报告、质控和分析，上报同级卫生行政部门及上级妇幼保健机构，并向辖区医疗卫生机构进行反馈；对工作中存在的问题及时整改。

7. 定期总结辖区妇幼保健信息工作，掌握辖区妇女儿童健康和妇幼保健服务开展情况及动态变化趋势，为管理决策提供科学依据。

8. 协助开展辖区妇幼保健信息工作质量控制，组织专家对工作进行评估和考核。

9. 具体负责辖区妇幼保健信息工作所需人、财、物的监管，确保专款专用、配置合理和台账清晰。

10. 协助辖区妇幼保健信息网络平台建设，包括设计、开发、运营和管理。

11. 协助开展妇幼保健信息相关的督导调研和专项调查。

12. 具体负责跨机构、跨区域妇幼保健信息管理的对接，包括数据交换共享、信息安全等。

13. 承担妇幼保健信息人员队伍建设的具体工作，包括培训的组织、教材的规划和师资等。

14. 加强妇幼保健信息的科学利用，为科学研究提供宝贵的线索与基础材料。省级妇幼保健机构负责组织开展妇幼卫生信息管理与信息技术领域应用性科学研究项目并组织推广适宜技术，开展妇幼卫生信息领域的国际、国内交流与合作。

15. 树立良好的服务意识，充分利用先进的网络技术，依法提供妇幼卫生信息咨询服务。

16. 妥善管理和保存妇幼保健信息资料，尤其是原始资料的存放、保管和销毁需要按照有关规定执行。

（三）医疗卫生机构

医疗卫生机构在卫生行政部门和妇幼保健机构的领导及指导下，完成妇幼保健信息相关工作。其主要职责如下：

1. 坚决服从卫生行政部门的工作部署和统一指挥，执行其指令性工作，并向主管领导负责。

2. 贯彻落实国家妇幼卫生信息管理制度，执行国家妇幼保健信息工作规范和信息标准。

3. 遵照妇幼保健信息管理相关法律法规、技术规范要求，开展妇幼保健信息相关工作。

4. 制定机构内妇幼卫生信息工作流程、工作规范和实施细则。

5. 指定专人完成妇幼保健信息工作要求中各项资料的收集，包括妇幼卫生监测、妇幼卫生年报、妇幼重大公共卫生项目、出生医学证明、孕产期系统保健和儿童保健等相关表卡，及时准确地报告同级妇幼保健机构，并做好质量控制工作。

6. 配合妇幼保健机构完成妇幼卫生相关专题调查、质控和评审等工作，提供相关信息，收集所需要的病历复印件、病历摘要以及辅助检查所需相关资料等。

7. 接受卫生行政部门的监管，接受妇幼保健机构的技术指导与质量控制，发现问题及时整改。

8. 协调医疗卫生机构内部妇幼保健信息工作的开展，包括产科、新生儿科、儿科、门急诊、ICU、防保科和信息科等。

9. 协调医疗卫生机构、妇幼保健机构和相关机构的妇幼保健信息工作。

10. 提升妇幼保健信息业务工作能力，包括组织医疗卫生机构内部妇幼保健信息工作培训，并接受相关培训。

11. 妥善管理和保存妇幼保健信息资料，尤其是原始资料的存放、保管和销毁需要按照有关规定执行。

（四）其他

1. 乡镇卫生院/社区卫生服务中心负责完成上级布置的各项工作任务；完成辖区妇幼保健信息的采集和报告；开展原始数据的核对，确保信息报告质量；定期召开例会，针对辖区相关人员开展培训；定期参加妇幼保健信息相关培训。

2. 村卫生室/社区卫生服务站负责完成上级布置的各项工作任务；完成辖区妇幼保健信息数据的采集和报告，定期向乡镇卫生院/社区卫生服务中心报告；开展原始数据的核对，确保信息报告质量；参加上级的培训，完成上级布置的各项工作任务。

二、人员职责

（一）管理人员职责

1. 卫生行政部门管理人员职责。

（1）全面领导和负责辖区妇幼保健信息管理，掌握妇幼保健信息相关法律法规、规范指南和规章制度，依法开展妇幼保健信息工作。

（2）根据辖区妇幼保健工作的发展和需求，负责制定辖区妇幼保健信息管理规章制度、实施方案和规划设计，保障妇幼保健信息工作顺利、有序、稳定开展。

（3）负责辖区妇幼保健信息工作的经费、物资统筹，为妇幼保健信息工作的开展提供保障。

（4）负责辖区妇幼保健信息管理的日常事务，以及机构和部门之间的协调沟通。

（5）加强对妇幼保健信息工作的自身学习，参加相关培训，不断提升管理能力。

（6）树立妇幼保健信息安全意识，负责辖区妇幼保健信息安全管理。

（7）负责辖区妇幼保健信息人员的保障，包括人才培养、人员储备和队伍建设。

（8）负责辖区妇幼保健信息的决策支持和信息咨询、发布。

（9）负责辖区妇幼保健信息工作的质量控制和监督管理。

2. 妇幼保健机构管理人员职责。

（1）掌握妇幼保健信息相关法律法规、规范指南和规章制度，依法开展妇幼保健信息工作。

（2）根据辖区妇幼保健工作的发展和需求，参与制定辖区妇幼保健信息管理规章制度、实施方案和规划设计，保障妇幼保健信息工作顺利、有序、稳定开展。

（3）具体负责辖区妇幼保健信息工作的业务管理，确保妇幼保健信息工作的开展符合相关法律法规和技术规范要求。

（4）根据妇幼保健信息管理各项工作要求，组织人员完成相关信息采集、报送、整理、分析和质量控制，确保报告信息的准确性、科学性、真实性和及时性。

（5）具体负责辖区妇幼保健信息管理的人、财、物的监督管理和协调。

（6）参与组织辖区妇幼保健信息工作的培训、质量控制、调研。

（7）全面掌握妇幼保健信息管理知识和业务知识，加强学习，不断提高自己的管理水平和业务能力，提升妇幼保健信息管理质量。

（8）负责组织对辖区妇幼保健信息的开发利用，依法提供信息咨询。

（9）负责辖区妇幼保健信息工作部门之间的协调沟通。

（10）树立妇幼保健信息安全意识，确保信息安全。

3. 医疗卫生机构管理人员职责。

（1）掌握妇幼保健信息相关法律法规、规范指南和规章制度，依法开展妇幼保健信息工作。

（2）参与建立和完善辖区妇幼保健信息管理体系、规章制度和规划设计。

（3）全面负责机构内妇幼保健信息管理，确保妇幼保健信息工作的开展符合相关法律法规、技术规范要求。

（4）负责机构内妇幼保健信息工作的决策支持，以及经费、物资、人员的保障和协调。

（5）加强学习，接受相关培训，不断提高自己的管理水平，提升妇幼保健信息工作质量。

（6）负责与相关部门协调沟通，确保妇幼保健信息工作顺利开展。

（7）树立妇幼保健信息安全意识，确保信息安全。

（二）业务人员职责

1. 妇幼保健机构业务人员职责。

（1）掌握妇幼保健信息相关法律法规、规范指南和规章制度，依法开展各项

妇幼保健信息工作。

（2）根据各项妇幼保健信息工作要求，完成相关资料的收集、报送、整理、分析和质量控制。

（3）负责对辖区医疗卫生机构、乡镇卫生院/社区卫生服务中心、村卫生室/社区卫生服务站妇幼保健信息工作人员提供业务指导，并参加督导和考核。

（4）参加辖区妇幼保健信息工作培训、业务督导和质量控制；接受上级机构组织的培训；不断提高自己的业务水平，提升妇幼保健信息工作质量。

（5）负责妇幼保健信息数据与相关部门资料的核对。

（6）负责依法存储和保管妇幼保健信息原始资料和相关表卡。

（7）协助妇幼保健信息工作相关的调研。

（8）树立妇幼保健信息安全意识，确保信息安全和信息保密。

2. 医疗卫生机构业务人员职责。

（1）掌握妇幼保健信息相关法律法规、规范指南和规章制度，依法开展各项妇幼保健信息工作。

（2）根据各项妇幼保健信息工作要求，完成医疗机构内相关资料的收集、报送、整理、分析和质量控制。

（3）参与协助对辖区医疗卫生机构、乡镇卫生院/社区卫生服务中心、村卫生室/社区卫生服务站妇幼保健信息工作人员提供业务指导，并参加督导和考核。

（4）参加辖区妇幼保健信息工作培训、业务督导和质量控制；接受上级机构组织的培训；不断提高自己的业务水平，提升妇幼保健信息工作质量。

（5）负责依法存储和保管妇幼保健信息原始资料和相关表卡。

（6）协助妇幼保健信息工作相关的督导和调研。

（7）树立妇幼保健信息安全意识，确保信息安全和信息保密。

3. 乡镇卫生院/社区卫生服务中心业务人员职责。

（1）掌握妇幼保健信息相关法律法规、规范指南和规章制度，依法开展各项妇幼保健信息工作；完成上级布置的各项工作任务。

（2）根据各项妇幼保健信息工作要求，完成辖区资料的收集、报送、整理、分析和质量控制。

（3）加强辖区妇幼保健信息数据核对，确保信息工作质量。

（4）定期参加例会和相关培训，提升妇幼保健信息业务水平。

（5）负责对村卫生室/社区卫生服务站提供业务指导。

4. 村卫生室/社区卫生服务站业务人员职责。

（1）掌握妇幼保健信息相关法律法规、规范指南和规章制度，依法开展各项妇幼保健信息工作；完成上级布置的各项工作任务。

（2）根据各项妇幼保健信息工作要求，完成辖区资料的收集、报送、整理、

分析和质量控制。

（3）加强相关数据核对，确保源头数据准确。

（4）定期参加例会和相关培训。

三、分级职责

妇幼保健信息工作依托妇幼保健三级网络开展逐级监督管理和业务指导，包括国家级、省级、地市级、县区级、乡镇（街道）级、村级，采用分级职责。

（一）国家级

1. 全面掌握全国妇女儿童健康状况，主要的健康问题，常见病、多发病发生情况，主要妇幼健康指标（孕产妇死亡率、围产儿死亡率、婴儿及 5 岁以下儿童死亡率等）数值、变化趋势及影响因素，计划生育技术服务需求和服务质量，出生人口质量及影响妇女儿童群体健康的主要生物、心理、社会、环境因素；制订全国妇幼保健规划和支持性规划。

2. 负责全国妇女保健、儿童保健、计划生育技术服务、优生优育、信息统计、健康教育、培训、科研新技术推广应用等工作的监督管理和技术指导，定时向政府及有关部门提供报告。

3. 掌握全国妇幼卫生专业队伍数量、知识和技术水平，根据妇幼卫生工作的实际需要，制订人员的培训规划并具体组织实施，有计划地培养妇幼保健短缺专科人才，以满足妇幼保健工作的需要。

4. 针对妇女儿童身心健康的主要问题、重点疾病，领导和规划开展应用性研究工作并负责科研成果的推广应用。

5. 依法向社会公众发布妇幼保健咨询信息及全国妇幼保健工作进展主要指标。

（二）省级

1. 全面掌握全省妇女儿童健康状况，主要的健康问题，常见病、多发病发生情况，主要妇幼健康指标（孕产妇死亡率、围产儿死亡率、婴儿及 5 岁以下儿童死亡率等）数值、变化趋势及影响因素，计划生育技术服务需求和服务质量，出生人口质量及影响妇女儿童群体健康的主要生物、心理、社会、环境因素；制订全省妇幼保健规划和支持性规划。

2. 负责全省妇女保健、儿童保健、计划生育技术服务、优生优育、信息统计、健康教育、培训、科研新技术推广应用等工作的监督管理和技术指导，并负责对下级妇幼保健信息管理进行监测和审评，定时向上级部门、同级政府及有关部门提供报告。

3. 掌握全省妇幼保健专业队伍数量、知识和技术水平，根据妇幼保健工作的实际需要，制订在职人员及基层妇幼卫生人员的培训规划并具体组织实施，要

有计划地培养妇幼保健短缺专科人才，以满足妇幼保健工作的需要。负责全省高级人才的进修培训任务。

4. 完成上级机构布置的各项工作任务。

5. 能承担国家级、省级科研课题和进行国际合作，针对本省妇女儿童身心健康的主要问题、重点疾病，开展应用性研究工作并负责科研成果的推广应用。

6. 负责服务、整理、分析、存储全省妇女儿童健康指标、计划生育技术服务及人口出生质量、各项妇幼卫生工作指标及妇幼卫生资源转入等数据资料，按规定时间上报上级相关部门，同时反馈给地市级卫生行政部门和妇幼保健院。

7. 负责开展危害妇女儿童健康的主要疾病的流行病学调查和防治工作，承担相关监测任务。

（三）地市级

1. 全面掌握辖区妇女儿童健康状况，主要的健康问题，常见病、多发病发生情况，主要妇幼健康指标（孕产妇死亡率、围产儿死亡率、婴儿及 5 岁以下儿童死亡率等）数值、变化趋势及影响因素，计划生育技术服务需求和服务质量，出生人口质量及影响妇女儿童群体健康的主要生物、心理、社会、环境因素；制订辖区妇幼保健规划和支持性规划。

2. 负责辖区妇女保健、儿童保健、计划生育技术服务、优生优育、信息统计、健康教育、培训、科研新技术推广应用等工作的监督管理和技术指导，并负责对下级妇幼保健信息管理的监测和审评，定时向上级部门、同级政府及有关部门提供报告。

3. 掌握辖区妇幼保健专业队伍数量、知识和技术水平，根据妇幼保健工作的实际需要，制订在职人员及基层妇幼卫生人员的培训规划并具体组织实施，要有计划地培养妇幼保健短缺专科人才，以满足妇幼保健工作的需要。负责辖区高级人才的进修培训任务。

4. 完成上级机构布置的各项工作任务。

5. 能承担国家级、省级科研课题和进行国际合作，针对辖区妇女儿童身心健康的主要问题、重点疾病，开展应用性研究工作并负责科研成果的推广应用。

6. 负责服务、整理、分析、存储辖区妇女儿童健康指标、计划生育技术服务及人口出生质量、各项妇幼卫生工作指标及妇幼卫生资源转入等数据资料，按规定时间上报上级相关部门，同时反馈给县区级卫生行政部门和妇幼保健院。

7. 负责开展危害妇女儿童健康的主要疾病的流行病学调查和防治工作，承担相关监测任务。

（四）县区级

1. 全面掌握辖区妇女儿童健康状况，主要的健康问题，常见病、多发病发生情况，主要妇幼健康指标（孕产妇死亡率、围产儿死亡率、婴儿及 5 岁以下儿童死亡率等）数值、变化趋势及影响因素，计划生育技术服务需求和服务质量，出生人口质量及影响妇女儿童群体健康的主要生物、心理、社会、环境因素；制订辖区妇幼保健规划和支持性规划。

2. 负责辖区妇女保健、儿童保健、计划生育技术服务、优生优育、信息统计、健康教育、培训、科研新技术推广应用等工作的监督管理和技术指导，并负责对下级妇幼保健信息管理的监测和审评，定时向上级部门、同级政府及有关部门提供报告。

3. 掌握辖区妇幼保健专业队伍数量、知识和技术水平，根据妇幼保健工作的实际需要，制订在职人员及基层妇幼卫生人员的培训规划并具体组织实施，要有计划地培养妇幼保健短缺专科人才，以满足妇幼保健工作的需要。负责辖区高级人才的进修培训任务。

4. 完成上级机构布置的各项工作任务。

5. 能承担国家级、省级和地市级科研课题，针对辖区妇女儿童身心健康的主要问题、重点疾病，开展应用性研究工作并负责科研成果的推广应用。

6. 负责服务、整理、分析、存储辖区妇女儿童健康指标、计划生育技术服务及人口出生质量、各项妇幼卫生工作指标及妇幼卫生资源转入等数据资料，按规定时间上报上级相关部门，同时反馈给乡镇（街道）政府部门和卫生院。

7. 负责开展危害妇女儿童健康的主要疾病的流行病学调查和防治工作，承担相关监测任务。

（五）乡镇（街道）级

1. 全面掌握辖区妇女儿童健康状况，主要的健康问题，常见病、多发病发生情况，主要妇幼健康指标（孕产妇死亡率、围产儿死亡率、婴儿及 5 岁以下儿童死亡率等）数值、变化趋势及影响因素，计划生育技术服务需求和服务质量，出生人口质量及影响妇女儿童群体健康的主要生物、心理、社会、环境因素；制订辖区妇幼保健工作计划。

2. 负责辖区妇女保健、儿童保健、计划生育技术服务、优生优育、信息统计、健康教育、培训、科研新技术推广应用等工作的监督管理和技术指导，定时向上级部门、同级政府及有关部门提供报告。

3. 掌握辖区妇幼保健专业队伍数量、知识和技术水平，根据妇幼保健工作的实际需要，制订人员的培训规划并具体组织实施，要有计划地培养妇幼保健短缺专科人才，以满足妇幼保健工作的需要。

4. 完成上级机构布置的各项工作任务。

5. 能承担相应的科研课题现场工作。

6. 负责服务、整理、分析、存储辖区妇女儿童健康指标、计划生育技术服务及人口出生质量、各项妇幼卫生工作指标及妇幼卫生资源转入等数据资料，按规定时间上报上级相关部门，同时反馈给村卫生室/社区卫生服务站。

（六）村级

1. 全面掌握辖区妇女儿童健康状况，主要的健康问题，常见病、多发病发生情况，主要妇幼健康指标（孕产妇死亡率、围产儿死亡率、婴儿及 5 岁以下儿童死亡率等），计划生育技术服务需求和服务质量，出生人口质量及影响妇女儿童群体健康的主要生物、心理、社会、环境因素；制订辖区妇幼保健工作计划。

2. 负责辖区妇女保健、儿童保健、计划生育技术服务、优生优育、信息统计、健康教育、培训、科研新技术推广应用等工作的开展，定时向上级有关部门提供报告。

3. 提升自身妇幼保健业务知识水平，以满足妇幼保健工作的需要。

4. 完成上级机构布置的各项工作任务。

5. 能承担相应的科研课题现场工作。

6. 负责服务、整理、分析、存储辖区妇女儿童健康指标、计划生育技术服务及人口出生质量、各项妇幼卫生工作指标及妇幼卫生资源转入等数据资料，按规定时间上报上级相关部门，并对辖区人民健康提供指导参考。

第四节　考核标准

妇幼保健信息为妇幼卫生决策提供准确、及时和全面的支持。各级卫生行政部门、妇幼保健机构及医疗卫生机构要结合各项妇幼保健信息管理制度和工作内容，制定统一的信息工作考核评估标准和考核评估办法，并定期组织开展考核评估工作，确保妇幼保健信息工作有序开展。

一、组织领导

国家卫生行政部门负责领导和组织实施全国妇幼保健信息工作考核。各省（自治区、直辖市）卫健委主管处室负责领导和组织实施本省（自治区、直辖市）妇幼保健信息工作考核。各地市卫健委主管处室负责领导和组织实施本地市妇幼保健信息工作考核。各县区卫健委主管科室负责领导和组织实施本县区妇幼保健信息工作考核。

　　在国家卫健委妇幼健康司的领导下，全国妇幼保健信息归口的业务指导和质量管理机构，负责考核方案、技术规范、指南和标准的制定以及人员培训、质量控制、死亡评审、资料统计分析、信息反馈、技术咨询等。每年定期组织全国的质量控制工作，并召开全国妇幼保健信息工作年会和培训会。

　　省级妇幼保健机构负责考核本省的方案、技术规范、指南和标准的制定以及人员培训、质量控制、死亡评审、资料统计分析、信息反馈、技术咨询等。每年定期组织全省的质量控制工作，并召开全省妇幼保健信息工作年会和培训会。地市级妇幼保健机构负责考核本地区的方案、技术规范、指南和标准的制定以及人员培训、质量控制、死亡评审、资料统计分析、信息反馈、技术咨询等。每年定期组织辖区的质量控制工作，并召开辖区妇幼保健信息工作年会和培训会。县区级妇幼保健机构负责考核本县区的方案、技术规范、指南和标准的制定以及人员培训、质量控制、死亡评审、资料统计分析、信息反馈、技术咨询等。每年定期组织辖区的质量控制工作，并召开辖区妇幼保健信息工作年会和培训会。

　　为加强妇幼保健信息系统管理，各省（自治区、直辖市）的妇幼信息数据统计分析、上报：县区资料，经县区卫健委主管科室审核后，上报地市妇幼保健机构；经各地市卫健委主管科处审核后，上报省（自治区、直辖市）妇幼保健机构；经各省（自治区、直辖市）卫健委主管处审核后，由省（自治区、直辖市）妇幼保健机构将资料上报国家。

二、考核对象

　　妇幼保健信息工作实行分级管理，基于卫生行政部门和业务机构，源于妇幼保健管理过程，又服务于妇幼保健管理。因此，需要结合妇幼保健信息工作内容和岗位职责确定考核对象。

　　（一）信息管理部门

　　信息管理部门指卫生行政部门、妇幼保健机构和医疗卫生机构中负责妇幼保健信息管理的决策部门。这些部门主要负责各级妇幼保健信息管理的决策制定和统筹协调，考核妇幼保健信息工作质量。

　　（二）信息生产部门

　　信息生产部门指妇幼保健机构、医疗卫生机构中承担妇幼保健信息工作的业务部门。这些部门是妇幼保健信息工作的中坚力量，主要负责源头数据和信息的清洗、整理、分析，向管理部门提供决策支持，考核妇幼保健信息日常管理和业务能力。

　　（三）信息收集部门

　　信息收集部门指妇幼保健机构、医疗卫生机构、乡镇卫生院/社区卫生服务中心、村卫生室/社区卫生服务站负责妇幼保健信息收集的相关部门（信息系统

网络的网底)。考核妇幼保健信息业务能力和日常工作开展情况。

三、考核原则

妇幼保健信息工作考核按照一定的标准,采用科学的方法,结合妇幼保健信息工作内容,本着公平、公正和合理的原则,衡量与评定完成岗位职责任务的能力与效果。针对妇幼保健分级、分类管理的原则,进行省(自治区、直辖市)、地市、县区、乡镇(街道)、村(社区)逐级考核。考核周期符合各项妇幼保健信息工作具体实施方案的要求,可按照月、季度、半年和年度进行。

四、考核方法

(一)专题调查

根据要考核的主要目标和具体内容制订调查计划,包括确定调查方法(普查或抽样调查)、调查地区、调查对象、调查规模、调查需要的经费、仪器设备、人员,制定调查表,组织调查,并且分析调查结果,进行指标评价。

(二)台账查阅

检查各项妇幼保健信息工作相关的原始记录和登记表/卡/册。

1. 管理机构:妇幼保健信息工作的组织管理、制度法规、实施方案、资源配置等决策支持的相关记录,辖区的活产数、死亡数、人口数和人口流动情况及主要妇幼保健指标。

2. 妇幼保健机构和医疗卫生机构:妇产科检查分娩登记簿、孕产妇死亡登记本、危重患者抢救登记本、围产儿死亡登记本、转诊记录、出生医学证明等。儿科检查出入院登记本、危重抢救和死亡登记本、病情严重未愈登记本、先天性疾病/极低体重登记本等。门急诊和 ICU 检查孕产妇保健手册、儿童保健手册、急诊登记本、死亡登记本或存根等。医务科和院感科检查死亡证明存根、死亡名单。病案室检查从妇产科、儿科抄录的相关病例记录信息。防保科检查相关表卡及与临床各科室之间的信息传递记录。信息科检查相关登记的原始信息记录等。保健科检查妇幼保健信息的原始记录和汇总清单、随访记录等。

3. 各级疾病预防控制中心:与妇幼保健信息各项目有关的数据和信息,包括育龄妇女数、传染病报卡数、死亡数、接种数等记录。

4. 乡镇卫生院/社区卫生服务中心和村卫生室/社区卫生站服务站:孕产妇系统管理手册、儿童系统保健管理手册、儿童预防接种表卡、相关死亡表卡、出生花名册等记录与原始摸底数据。

5. 公安机构:辖区出生数、死亡数等记录,有关活产或死亡的线索记录。

6. 其他:民政部门(死亡相关线索)等。

（三）现场调查

1. 走访各级妇幼保健机构、医疗卫生机构中的妇产科、儿科、分娩室、新生儿科、病案室、防保科、门急诊、ICU、保健科等科室。

2. 走访各级疾病预防控制中心慢病所、传防所等有关部门。

3. 走访公安机构户籍登记室等部门。

4. 走访民政机构。

5. 走访乡镇卫生院/社区卫生服务中心和村卫生室/社区卫生服务站。

（四）个案调查

针对典型病例或个案开展调查。在全面分析某项妇幼保健信息工作的时候，有目的地选择典型的人、典型的事进行调查。个案调查有利于对事务特征进行深入了解，总结经验，评估工作问题。

（五）业务考试

通过口试、笔试等方式了解工作人员对妇幼保健信息工作业务知识的掌握情况。

五、考核指标

（一）及时性

检查各项妇幼保健信息报告是否符合相关方案要求的统计时限，包括各项妇幼保健信息工作相应的月报、季报、半年报及年报时限，质量控制时限等。此外，各类表卡资料的收集和上报应该注明报告时限和填报时间。

（二）完整性

表卡中各项内容逐一填写，包括填表时间、填表人、填表机构等，填写内容不允许有漏项、缺项。对于无法获取的数据或者信息可注明。此外，字迹清晰，不得涂改。

（三）准确性

表卡中各项信息、数据、指标需要准确、逻辑合理。各指标计算符合规范，分子、分母定义清晰，统计口径一致。表卡信息经过多源数据库系统比对，检查是否存在多报、漏报或者错报。横向对比和纵向对比，数据出现大幅波动时需核查原因。表卡信息如违背自然规律或者医学常识，需要核查原因。此外，应确保纸质表卡到计算机录入的准确性。

（四）真实性

有表卡中各项信息、数据是否真实的工作记录或者个案记载，杜绝虚假、杜撰。核查表卡信息与实际病例记录、辅助检查记录、个案访谈内容等的吻合程度。

（五）资料归档

信息资料的档案管理要标准化、规范化，确保档案的完整与安全，以便核查、开发和利用。归档资料可包括原始登记表、数据审核登记表、信息上报及反馈登记表、安全查询登记表、数据整理及备份、信息系统/网络/数据库维护记录单、保密协议、督导记录表等。资料归档需要有一定规律性，分类准确，装订整洁，并编制目录。

（六）信息安全

各项妇幼保健信息资料的收集、传输、存放和归档应符合相应级别的信息安全要求。做好数据保密和个人隐私维护等信息安全管理。

（七）信息管理

各级机构按照法律法规、技术规范开展妇幼保健信息工作。考核辖区妇幼保健信息管理制度建设、工作流程、经费保障、人员配置和物资供应。

（八）沟通反馈

各项妇幼保健信息工作有关报告应递交上级主管部门，反馈给有关机构部门，以完成对妇幼保健工作的业务指导和决策支持。

六、考核内容

应围绕妇幼保健机构信息工作的主要任务和目标，从组织管理、资源配置、制度建设和工作开展等方面进行综合考核。

（一）组织管理

考核卫生行政部门对妇幼保健信息工作的组织管理，包括制度体系的建立、实施方案的制订和监督评估等。考核各级妇幼保健机构、各类医疗卫生机构中妇幼保健信息的收集、整理、上报、分析、反馈和监督管理，以及信息化建设。妇幼保健信息工作实行向下逐级业务指导和监督管理。考核各级妇幼保健机构辖区妇幼保健信息工作的开展、相关工作的业务指导和督导培训，以及对相关机构/部门的反馈和信息共享。考核各级医疗卫生机构、乡镇卫生院/社区卫生服务中心、村卫生室/社区卫生服务站妇幼保健信息工作的业务管理。

（二）资源配置

1. 人员配置。

辖区妇幼保健信息工作人员应当熟悉妇幼卫生相关法律法规，掌握妇幼卫生信息管理、信息标准与规范、卫生统计等相关知识和技能。机构内信息管理组人员应当掌握信息技术、信息标准与规范、服务器和网络的管理、网络安全管理、数据库管理、医疗业务流程等相关知识和技能。根据需要配备适当数量的计算机专业技术人员。省、地市级妇幼保健机构须配备专职信息管理人员。从事妇幼保健信息工作人员的配置数量应与妇幼保健机构的级别、辖区规模和业务开展情况

相适应。

信息管理人员应具备信息管理和信息技术相关方面的专业技术培训结业证明或相应技术系列的专业技术职称，其中，从事统计工作的人员还须具有国家法定执业资格。信息管理人员需依照国家规定接受有关继续教育培训。妇幼保健机构应对其参加相关培训和学术活动等给予支持。

2. 硬件配置。

各级妇幼保健机构应按照分级负责原则配备本级信息管理工作所必需的相关设备设施、办公场地和计算机机房，确保各项信息工作的正常运行；积极开展信息化建设，规划、开发、引进和使用妇幼保健信息系统、医院信息系统、网络直报系统等有关管理信息系统，提高工作效率和质量。

省（自治区、直辖市）、地市级妇幼保健机构应配备独立的计算机机房，机房面积和相关安全防护要求参照国家计算机信息系统有关安全法规标准。机房设置符合国家《电子信息系统机房设计规范》和国家计算机信息系统有关安全法规标准，确保信息管理工作的安全可靠、稳定开展。涉密资料的保存场所应当符合国家相关保密管理规定。

省（自治区、直辖市）、地市级妇幼保健机构应根据各项信息系统运行需要，装备必要的应用服务器、数据库服务器、数据备份设备、网络设备（尤其是网络安全设备）以及网络通信线路等。用于妇幼卫生信息管理的设备和用于医院信息管理的设备应分别独立装备并实行内外网物理隔离，保证网络安全。机房和电源等相关基础设施可以共享。县区级妇幼保健机构应装备适当数量的、专门用于信息管理工作的计算机设备和网络通信线路等。有条件的可以配备数据的异地备份设备，保证数据与网络安全。

3. 经费配置。

各级妇幼保健信息工作经费应按照分级管理、分级负担原则，纳入各级妇幼保健机构年度常规工作经费预算计划，实行"总体规划、分步实施、稳定投入"，并报卫生行政部门在年度群体保健工作经费预算计划中予以审批、安排。信息工作经费主要指设备设施购置费、信息系统开发购置费、信息网络系统运维经费、资料收集报告费以及调研、培训、督导、会议等业务工作经费。

（三）制度建设

各项妇幼保健信息工作应执行国家相关法律法规、有关妇幼卫生信息管理工作规范和信息系统标准，贯彻落实妇幼卫生信息管理制度。

1. 妇幼卫生信息管理制度：妇幼卫生信息管理工作制度、妇幼卫生监测信息工作制度、妇幼卫生年报工作制度、妇幼卫生信息专项调查工作制度、妇幼卫生信息管理业务指导与培训制度、妇幼卫生信息资料管理与信息服务制度、妇幼卫生信息化建设管理制度等。

2. 医院信息管理制度：参照卫健委和有关部门制定的有关规范化管理规定。

3. 其他管理制度：信息管理中心（科）工作制度、信息管理工作考核评估制度、计算机机房管理制度、计算机信息网络系统使用管理制度、计算机信息网络系统运维服务管理制度、网络安全监督管理制度、计算机设备档案管理制度、数字证书和电子印章使用管理制度等。

七、考核要求

妇幼保健信息工作考核应该符合各项工作实施方案质控要求。将信息工作质量考核评估结果纳入本辖区妇幼保健机构年度目标考核指标体系。目前，妇幼保健信息工作主要包括妇幼卫生监测工作、妇幼卫生年报工作、妇幼重大公共卫生项目、妇幼卫生机构监测管理和出生医学证明工作等。主要考核指标参照各项妇幼保健信息工作质控要求。

第五节 设备管理

妇幼保健信息管理的设备包括硬件设备和软件设备两个部分。硬件设备是指计算机及其外设等基础硬件设施。软件设备包括信息软件操作平台、妇幼保健信息系统专用数据库管理和分析软件、文字处理软件等。在妇幼保健信息管理中，这些设备的配置和管理必不可少。

一、硬件设备管理

对计算机及其外设等硬件设备的购置和维护进行统一管理。在日常具体操作中，对硬件设备的管理主要有以下三种途径：

（一）利用专门开发的管理信息系统进行设备管理

这是最有针对性的管理设备的方法。根据不同设备管理的需求，安排信息系统开发人员进行流程建模和系统分析，设计出一套完整的设备管理流程并使其成为管理信息系统的一部分或者独立的软件。管理人员使用该软件就可以方便高效地对各种设备进行控制或管理。成功设计的管理软件功能强大、界面漂亮、人机交互性好，会大大提高工作人员的管理效率。但其缺点是前期投入较大，耗时较长，需要专人维护和更新升级，这样就有一定的局限性。

（二）直接利用数据库软件进行设备管理

对硬件设备的管理最直接的方法是利用数据库软件来记录和存放各种设备数

据。比较常用的数据库软件有 Microsoft 公司的 SQL Server 和 Office 套装中的
Access。这类软件有个共同的特征，就是具有友好的界面，操作起来简单易懂。
对于数据量大的信息管理非常实用。用数据库软件直接管理设备的这种方法解决
了投入过大以及技术上实现难度过高的问题。但其不足之处在于使用界面不可能
非常具有针对性，也不容易实现对用户的个性化服务，而且操作人员也需要具备
一定的数据库软件使用基础。

（三）利用常用的电子表格进行设备管理

电子表格的操作比普通的数据库软件更为直观明了，因此它拥有更广泛的用
户群体。可以用 Excel 2007 编制设备管理电子表格。对于一般规模的机构，电
子表格的呈现和统计功能已经足够满足其管理需求了。Excel 中自带的排序、筛
选、分类汇总、统计函数以及数据分析方法等还可以作为可选的查询统计功能。
利用计算机对设备进行功能模块的管理，可以利用软件对相关的数据进行组织、
分析、分类、汇总和排序等，这样大大地提高了工作效率。最主要的是随时可以
掌握设备的使用情况，做到对设备的合理使用，不至于盲目地引进设备从而造成
浪费。这样既发挥了旧设备的作用，减轻对新设备需求的投资压力，又增加了
效益。

二、软件设备管理

软件设备管理主要包括数字证书电子钥匙（CA）管理、数据存储管理、备
份与容灾等。

（一）数字证书电子钥匙（CA）管理

数字证书就是标识网络用户身份信息的一系列数据，用来在网络通信中识别
通信各方的身份，即要在互联网上解决"我是谁"的问题，就如同现实生活中我
们每一个人都拥有一张身份证或驾驶执照来证明身份一样。数字证书使用人需对
其所属电子钥匙负责，对使用其所属电子钥匙登陆信息系统所进行的一切操作负
全部责任。一旦遗失应及时上报其主管部门负责人。

使用数字证书的好处如下。①身份的可鉴别性：在互联网上进行交易的双方
不能相互见面，可以利用数字证书来确认身份。②信息的保密性：利用数字证书
对信息进行加密，保证加密后只有信息传递双方才能解密并阅读该信息。③信息
的完整性：利用数字证书可以保证信息在互联网传输过程中不被篡改。④信息的
不可否认性：通过数字证书实现电子签名可以确保信息的不可否认性，具有事后
抗抵赖的作用。如预防艾滋病、梅毒和乙肝母婴传播管理信息系统采用实名制绑
定后的数字证书电子钥匙进行登录，只需在登录时插入数字证书电子钥匙，然后
输入密码，即可直接登录实名制对应下的不同功能角色的账号，从而进行相应的
系统操作。

（二）数据存储管理

随着越来越多的妇幼保健信息记录数字化，海量数据需要进行存储管理，需要关注内存容量、硬盘容量和服务器速度等。

（三）备份与容灾

备份与容灾是存储领域两个极其重要的组成部分，其目的都是保护数据。一般情况下，备份多采用磁带方式，性能和成本都比较低；容灾除了早期的一种磁带的离线方式外，下载大多采用磁盘方式，数据随时在线，性能和成本都比较高。

1. 备份：备份是指为防止数据丢失，将数据从应用主机的硬盘或阵列复制到其他介质的行为。备份可以预防的问题：物理故障（系统硬件故障造成的数据丢失或程序损坏）、逻辑故障（应用程序或操作系统出错、应用程序更新所造成的逻辑错误、人为误操作或误删除）、灾害（电脑病毒、黑客入侵、自然灾害造成的数据丢失）等。

从备份策略角度看，备份可划分为以下几类：完全备份（将需要备份的数据完全备份到备份设备中）、增量备份（在备份时只备份与上一次备份相比较有变化的数据）、差异备份（备份与上一次全备份相比较有变化的数据）。

数据备份技术用于数据保护，其最终目的是在系统遇到人为或自然灾害时，能够通过备份内容对系统进行有效的灾难恢复。

2. 容灾：容灾就是通过特定的容灾机制，在各种灾难损害突然发生后仍能最大限度地为用户提供正常应用服务。比如在生产系统相隔较远的异地，建立一套或多套功能相同的 IT 系统，使其互相之间可以进行健康状态监视和功能切换，当一处系统因意外（如火灾、地震等）停止工作时，整个应用系统可以切换到另一处，使得该系统可以继续正常工作。通常情况下，容灾可分为数据级容灾和应用级容灾。数据级容灾是容灾系统的基础，它保证用户数据的完整性、可靠性和一致性；应用级容灾则是容灾系统的目标，它建立在业务连续性的基础上，保证信息系统提供的服务完整、可靠和一致。

第六节　安全管理

妇幼保健信息涉及大量数据，其安全一旦受到威胁，可能会造成数据的丢失或信息系统的破坏。随着内部网络规模的不断扩大、病毒的广泛传播及外部黑客的入侵增加等，依赖于互联网运行的妇幼保健信息系统容易受到攻击，信息安全

尤为重要。加强妇幼保健信息安全管理旨在加强妇幼卫生信息系统规范管理，提高妇幼保健工作质量，保障妇幼卫生信息系统内数据的质量与安全，维护妇女儿童合法权益。

一、信息安全管理的定义

信息安全管理是指国家、组织或个体为了实现信息安全目标，运用一定的手段或技术体系，对涉及信息安全的非技术因素进行系统管理的活动。该定义揭示了信息安全管理的主体（即国家、组织或个体）、对象（即信息安全的非技术因素）与目的（即实现信息安全目标），并强调手段或技术体系的运用与系统管理的活动过程，因此具有以下优点：第一，明确了信息安全管理的对象主要是非技术因素，范围广泛；第二，提醒人们用系统的观点来审视信息安全问题；第三，更具有包容性。

信息安全管理根据管理的主体分为国家的信息安全管理、组织的信息安全管理以及个体的信息安全管理。信息安全管理的定义具有广义和狭义之分。广义的信息安全管理是指宏观层面的国家的信息安全管理，狭义的信息安全管理则指微观层面的组织或个体的信息安全管理。

二、信息安全的分类

（一）环境安全

信息系统是由计算机及其相关的设备设施（含网络）构成的，并按照一定的应用目标和规则对各种信息进行采集、加工、存储、传输、检索等处理的人机系统。从整体来说，影响信息环境安全的因素可分为物理因素与人为因素。

1. 物理因素。

造成计算机应用系统故障的物理因素包括硬件故障、系统软件故障、电源故障、自然灾害和不可避免的人为错误等。

硬件故障和电源故障会危及系统数据的完整性、可访问性。如果是安全设备自身的硬件故障，或者修复机器要求除去某些防护设备，还会危及信息的保密性。

软件故障包括由系统软件（操作系统、数据库等）和应用软件所引起的错误。计算机软件故障会危及系统的完整性、可访问性、保密性、生产率，甚至会导致死机。

自然灾害主要包括火灾、地震、雷击、水灾和台风等。自然灾害往往会对系统造成毁灭性的破坏。

2. 人为因素。

人为因素表现在两个方面：一是不经意或不小心的操作可能会对系统产生特

别严重的后果。二是妇幼保健网络信息平台内部涉及部分敏感信息，不可避免地成为某些别有用心的人的攻击对象。其方式主要是黑客攻击和计算机病毒等。

（二）网络安全

网络安全是一个比较大的课题。网络安全攻击基本上可分成六类：

第一类是安全漏洞利用——脆弱性攻击。这类攻击主要包括蠕虫与木马结合、黑客攻击网站。

第二类是意识漏洞诱骗——欺骗式攻击。这类攻击主要采取欺骗形式，如网络钓鱼。如果用户缺乏安全意识，就很可能上当。

第三类是协议弱点利用——身份攻击，比如 SPAM、垃圾邮件。主要原因在于协议身份不予认证，邮件客户端的缺陷被邮件蠕虫利用，致使恶意使用者肆无忌惮。

第四类是软件恶意夹带——蓄意隐藏式攻击，就是某个程序里夹带了别的软件，以便日后进行攻击。这类软件目的性很强。

第五类是资源消耗——阻塞式攻击。比如几万台中了僵尸病毒的电脑攻击一个机器，攻击力很大。

第六类是寄生式传播——传染性攻击。目前病毒和蠕虫很少单独出现，大多时候融合在一起，使用户遭遇网络攻击的可能性大增。

三、法律法规

我国现行的信息安全管理法律体系框架分为三个层面。

（一）一般性法律法规

一般性法律法规包括《中华人民共和国宪法》《中华人民共和国国家安全法》《中华人民共和国保守国家秘密法》《中华人民共和国治安管理处罚条例》《中华人民共和国著作权法》《中华人民共和国专利法》等。这些法律法规并没有专门对网络行为进行规定，但是它所规范和约束的对象包括了危害信息网络安全的行为。规范和惩罚网络犯罪的法律包括《中华人民共和国刑法》《全国人大常委会关于维护互联网安全的决定》等。

（二）直接针对计算机信息网络安全的特别规定

直接针对计算机信息网络安全的特别规定包括《中华人民共和国网络安全法》《中华人民共和国计算机信息系统安全保护条例》《中华人民共和国计算机信息网络国际联网管理暂行规定》《计算机信息网络国际联网安全保护管理办法》《中华人民共和国计算机软件保护条例》等。

（三）具体规范信息网络安全技术、信息网络安全管理等方面的规定

这一类法律主要有《商用密码管理条例》《计算机信息系统安全专用产品检测和销售许可证管理办法》《计算机病毒防治管理办法》《计算机信息系统保密管

理暂行规定》《计算机信息系统国际联网保密管理规定》《电子出版物管理规定》《信息安全技术信息系统安全等级保护定级指南》《卫生行业信息安全等级保护工作的指导意见》等。

在信息化领域，国家相关部门建立了一系列的规章制度，如国家质量技术监督局发布的《计算机信息系统安全保护等级划分准则》《信息技术安全性评估准则》，国家有关部门审议通过的《国家信息安全测评认证认可体系建设方案》，公安部等四部委联合发布的《信息安全等级保护备案实施细则》，以及《信息安全技术信息安全风险评估规范》《关于加快推进人口健康信息化建设的指导意见》《关于落实〈人口健康信息化建设指导意见〉的实施方案》《"十三五"国家信息化规划》等。以上这些安全法规、规范是妇幼卫生信息管理应该遵循的。

四、信息安全等级保护

对国家秘密信息、法人和其他组织及公民的专有信息以及公开信息和存储、传输、处理这些信息的信息系统分等级实行安全保护，对信息系统中使用的信息安全产品实行按等级管理，对信息系统中发生的信息安全事件分等级响应、处理。系统定级过程实质上是对国家重要信息资产的识别过程。

（一）等级划分

国家信息安全等级保护坚持自主定级、自主保护的原则。信息系统的安全保护等级应当根据信息系统在国家安全、经济建设、社会生活中的重要程度，信息系统遭到破坏后对国家安全、社会秩序、公共利益以及公民、法人和其他组织的合法权益的危害程度等因素确定。

《信息安全等级保护管理办法》根据信息、信息系统的重要程度和信息系统遭到破坏后对国家安全、社会秩序、公共利益以及公民、法人和其他组织的合法权益的危害程度，确定信息系统的安全保护等级。

第一级：信息系统受到破坏后，对公民、法人和其他组织的合法权益造成损害，但不损害国家安全、社会秩序和公共利益。

第二级：信息系统受到破坏后，对公民、法人和其他组织的合法权益产生严重损害，或者对社会秩序和公共利益造成损害，但不损害国家安全。

第三级：信息系统受到破坏后，对社会秩序和公共利益造成严重损害，或者对国家安全造成损害。

第四级：信息系统受到破坏后，对社会秩序和公共利益造成特别严重损害，或者对国家安全造成严重损害。

第五级：信息系统受到破坏后，对国家安全造成特别严重损害。

此外，《计算机信息系统安全保护等级划分准则》（GB1785—1999）于1999年9月正式批准发布。该准则将计算机信息系统安全分为五级：第一级为用户自

主保护级，第二级为指导保护级，第三级为监督保护级，第四级为强制保护级，第五级为专控保护级。妇幼卫生信息安全等级原则上不低于三级。

（二）等级测评

等级测评是测评机构依据国家信息安全等级保护制度规定，按照有关管理规范和技术标准，对不涉及国家秘密信息系统安全等级保护状况进行检测评估的活动。

等级测评用于判断信息系统的安全保护能力与国家要求之间的符合程度，也可以用于安全建设或安全改建的需求分析工作，通过对特定级别的信息系统进行等级测评，寻找安全保护水平与国家要求之间的差距，用于指导信息系统的安全建设或安全改造。

五、信息安全保护措施

妇幼保健信息系统属于为政府提供基本公共卫生服务的信息系统，其服务范围为区域范围内的普通公民、医疗机构等。该系统遭到破坏后，所侵害的客体是公民、法人和其他组织的合法权益，同时也侵害社会秩序和公共利益，但不损害国家安全。客观方面表现的侵害结果为：①可以对公民、法人和其他组织的合法权益造成侵害（影响正常工作的开展，导致业务能力下降，造成不良影响，引起法律纠纷等）；②可以对社会秩序、公共利益造成侵害（造成社会不良影响，引起公共利益的损害等）。根据《信息安全技术信息系统安全等级保护定级指南》的要求，出现上述两个侵害客体时，优先考虑社会秩序和公共利益，另外一个不做考虑。因此，在系统安全建设中，应该考虑如下几个方面的安全保护措施。

（一）漏洞管理系统

安全漏洞一般可以分为两类：配置漏洞和系统漏洞。配置漏洞是指由默认配置、误配置等导致的安全隐患。系统漏洞是指由系统及其依赖的子系统在产品开发中的代码问题而导致的安全隐患。这两类漏洞都需要及时发现和进行完善的管理，避免系统成为黑客、蠕虫等攻击的目标。

漏洞管理系统可以进行资产分组、分类和优先级划分，模仿黑客的行为模式，协助系统找出网络中每一台主机、网络服务的相关信息与弱点，以了解整个网络架构的变动状况，判断是否影响或威胁系统的安全。并且它能通过定义工作流模板规则，自动通过发现的弱点产生修补问题票单，通过邮件自动发送给相关的安全管理员，并且跟踪管理员的修补过程。如果管理员及时修复，它能够进行确认并自动关闭该问题票单；如果该弱点没有在规定时间内修补，则会发出报警，提醒管理员需要及时修补该弱点。

（二）主机安全软件

主机安全软件能够对包括客户端计算机和服务器在内的系统进行安全加固和

威胁防范，包括防恶意代码、防入侵等。防病毒类产品提供对计算机病毒的防护，侧重于防护本地计算机资源。通过对内容或行为的判断建立系统保护机制，目的是预防、检测和消除计算机病毒。由于新的病毒层出不穷，尤其是在 Windows 平台上恶意代码更是泛滥肆虐，所以，主机安全软件应当对新病毒具有一定的主动防御机制，比如对系统目录的保护、防止蠕虫经常利用的溢出类型的攻击等，即具有主机防入侵功能。

主机防入侵类产品对已经抵达主机的数据进行监测，从主机或服务器上采集操作系统日志、系统进程、文件访问和注册表访问等信息数据，并根据事先设定的策略判断数据是否异常，从而决定是否采取报警、控制等措施，目的是发现和阻止入侵主机行为。此外，主机安全防护应当具有自动更新机制，以便于应对随时出现的新的威胁。

主机安全产品应选择网络版软件，因为网络版软件具备整体的管控能力，统一配置防毒策略，统一监控终端安全状态，统一更新病毒库，集中分析整体病毒日志，强制全网扫描病毒。终端安装的杀毒软件状况及病毒处理情况尽收眼底，实时掌握病毒情况。

（三）操作系统安全加固

操作系统安全加固产品要求支持现在所有主流操作系统，从系统内核层实现对服务器中数据资源的强制访问控制，对操作系统的文件、注册表、服务、进程等资源实现强制访问控制，消除病毒等恶意程序的生存环境，使服务器能够免除针对服务器操作系统的攻击，实现对已知或未知病毒程序、隐身程序及后门威胁的主动防御。避免出现业务系统因新的蠕虫等感染型病毒的出现而导致业务网络瘫痪、业务系统服务中断等安全事件。

操作系统安全加固产品应实现服务器中安全管理员、安全审计员、系统操作员的"三权分立"。安全管理员通过访问控制策略，实现对信息中心等系统运维人员的"最小授权"，在策略中开放系统升级、应用程序维护等必要权限，对核心监管数据库等敏感文件的访问进行严格的授权控制，最大限度地避免因为内部人员的误操作或盗用管理员权限的恶意行为导致的安全事件。

另外，操作系统安全加固产品可以建立完善的安全审计制度，监控服务器中所有的操作行为，通过审计日志的查询统计功能，能够对服务器受到的攻击种类、次数有宏观的认识，并及时发现运维人员对数据库、业务系统相关资源的非授权行为，作为日后追查安全事件起因以及问责的证据。

（四）系统信息审计软件

安全审计类软件针对信息系统的活动信息进行审计记录及分析，目的是通过安全审计挖掘安全事件，并加以分析，得到相关信息。

在整个安全体系中，安全信息来自各种系统，对安全信息的收集在整个安全

管理的体系中有重要的作用。各类系统的运行日志和管理日志是安全信息的重要来源。日志可以帮助管理人员对各种安全事件和安全操作进行审计,分析系统存在的薄弱环节,发现潜在的危险。而且大量的入侵行为直接与系统日志相关,如何快速准确地收集日志信息并将这些信息加以分析保存是安全管理工作中的重要一环。

安全审计类软件应考虑对系统安全策略配置状况进行审计。系统配置问题是安全问题的重要源头,比如不安全的共享、弱口令等往往会导致严重的蠕虫病毒传播、信息泄密或入侵行为。通过用系统安全策略审计软件对系统范围内的主机进行安全策略审计和集中汇总,使管理员能够及时发现安全问题,并及时解决。

六、数据安全及对策

妇幼保健信息系统平台内的数据安全主要包括隐私管理、防止数据的泄露和丢失。

隐私管理涉及服务对象基本信息、出生医学证明、访视管理和保健服务档案等大量敏感信息。儿童保健和妇女保健所涉及的各个业务子系统,均需要对其中特定的数据进行加密处理,涉及关键信息(字段级、记录级、文件级)加密存储。

数据泄露主要是外部黑客攻击导致的数据泄露和内部数据泄露。据美国联邦调查局的统计,70%的数据泄露是由内部人员造成的,而这些内部人员大都有权限访问这些数据,然后窃取和滥用这些数据。数据丢失往往由数据存储设备损坏、终端设备遗失造成。对数据丢失应采取数据备份、终端数据加密的方式进行防范。

因此妇幼保健信息系统应采取数据加密、防信息泄露、数据备份等措施。

(一)数据加密

数据加密分为系统数据加密和终端数据加密。

系统数据加密设备主要包括各种类型、各种速率的加密机,可以满足各种不同的应用系统服务需要。安全加密设备需要设备驱动程序的支持才能够无缝地与系统集成或融合。通过设备驱动程序能够屏蔽不同操作平台、不同硬件设备之间的差异,以透明方式给应用系统提供统一的安全加密服务。

终端数据加密主要采取对移动终端和笔记本电脑的磁盘进行加密、整盘数据进行整体加密来实现数据保密,目的是在数据整盘存储层面保障数据安全。保障移动数据终端的全面安全,就算笔记本丢失,也不会造成数据泄露。

(二)防信息泄露

防信息泄露类产品通过对安全域内部敏感信息输出的各种方式进行控制,防止安全域内部敏感信息被有意或无意泄漏。通过部署防信息泄露类产品在所有的客户端实现数据保护,并完成统一管理;通过数据保护客户端对用户的网络行为

进行检测，阻断数据泄露行为；通过数据保护客户端对具体应用进行检测，阻断数据泄露行为；通过客户端程序，有效地审计各类数据调用行为，并记录全部用户行为。

（三）移动存储设备接入控制

针对移动存储中的数据交换和共享安全性等要求，对接入终端的移动存储设备进行认证、数据加密和共享受控管理，确保只有通过认证的移动存储设备才能够被授权用户使用。另外，对移动存储设备接入进行审计并记录，一旦发现非法使用，可以第一时间阻断数据泄露行为。

（四）数据备份

为保证信息的数据安全和快速恢复能力，需要建立数据备份机制。计算机数据库备份技术已经逐渐趋于成熟，伴随计算机技术的不断发展，在计算机数据库备份技术上也实现了进一步的突破，数据库备份技术出现了很多创新性内容，其中包括远程备份、网络备份、分级存储备份以及高性能系统备份。

1. 远程备份：远程备份指的就是这项备份技术能够实现远距离的工作，实现远程备份需要以高性能系统备份为基础。当计算机数据库出现软硬件故障或者是系统瘫痪的问题，虽然可以借助其他的备份技术进行补救，但是远程备份的优势在于利用这种技术，即便是数据库出现故障或瘫痪，但受到范围的限制，数据库中的信息也会得到保护。

2. 网络备份：网络备份通常在计算机联网的状态下就可以实现备份工作，这是与其他备份方式完全不同的。网络备份的优势在于利用这种备份方式，计算机的运行速度能够大大提升，在网络备份下，计算机的工作负荷降到最低，相关程序可在备份过程中实现自动设置，数据库中的数据信息在安全性和完整性上更有保障。

3. 分级存储备份：这种备份方式通常要求计算机的容量相对较小，小容量的计算机能够对数据库中的数据进行有效的存储。与网络备份相比，分级存储备份的方式在细节之处更胜一筹，由于其分级的特点，数据即便是在备份的过程中也能进行归档分类，这对于数据信息长期保存是非常必要的。

4. 高性能系统备份：高性能系统备份主要是对数据备份中应用的软件系统进行转换，由于数据库信息不断增加，转换速率会越来越低，甚至会出现系统崩溃的情况，利用高性能系统备份，软件系统能够一直保持正常运行。

七、安全事件管理

网络与信息安全事件的发现和处置主要由妇幼保健信息系统数据中心负责，同时聘请信息安全专家作为顾问，协助制订应急处置方案并为应急处置过程和重建工作提供咨询和技术支持。

（一）网络与信息安全事件的定义及分类

根据网络与信息安全事件的发生原因、性质和原理，网络与信息安全事件主要分为以下三类。

1. 攻击类事件：指网络与信息系统因计算机感染病毒、非法入侵等造成门户网站主页被恶意篡改，交互式栏目里发表不良信息，应用系统被非法入侵，应用数据被非法拷贝、修改、删除等，由此导致业务中断、系统宕机、网络瘫痪等情况。

2. 故障类事件：指网络与信息系统因计算机软硬件故障、人为误操作等导致业务中断、系统宕机、网络瘫痪等情况。

3. 灾害类事件：指因洪水、火灾、雷击、地震、台风等外力因素导致网络与信息系统损毁，造成业务中断、系统宕机、网络瘫痪等情况。

（二）预防措施

对卫生信息网络各个信息系统，参照国家有关信息安全等级保护的要求，按照最终确定的保护等级采取相应的安全保障措施。

建设安全事件预警预报体系和卫生信息网络安全工作值班制度，加强对网络和重点信息系统的监测、监控，加强安全管理，对可能引发网络与信息安全事件的有关信息要认真收集、分析判断，发现异常情况，及时处理并逐级报告。

一旦发生网络与信息安全事件，立即启动应急预案，采取应急处置措施，判定事件危害程度，并立即将情况向有关领导报告。在处置过程中，应及时报告处置工作进展情况，直至处置工作结束。属于重大事件或存在非法犯罪行为的，还应向公安机关报告。

特殊时期，可根据妇幼保健主管部门的统一要求和部署，由信息网络中心进行统一安排，组织专业技术人员对网络和信息数据采取加强保护措施，对网络进行不间断的监控。

（三）处置程序

1. 启动预案。

在发生网络与信息安全事件后，妇幼保健信息数据中心应尽最大努力收集事件相关信息，鉴别事件性质，确定事件来源，以确定事件范围和评估事件带来的影响和损害。确认为网络与信息安全事件后，对事件进行处置和上报。

2. 应急处置。

初步确定应急处置方式，根据事件类型区别对待。

（1）灾害类事件：根据实际情况，在保障人身安全的前提下，首先保障数据安全，然后是设备安全。具体方法包括硬盘的拔出与保存，设备的断电与拆卸、搬迁等。

（2）故障类或攻击类事件：判断故障或攻击的来源与性质，断开影响安全与

稳定的信息网络设备，断开信息系统与攻击来源的网络物理连接，跟踪并锁定攻击来源的 IP 地址或其他网络用户信息，修复被破坏的信息，恢复信息系统。

3. 处置方案。

按照事件发生的性质分别采用以下方案。

（1）对于病毒传播，及时寻找并断开传播源，判断病毒的类型、性质、可能的危害范围。为避免产生更大的损失，保护健康的计算机，必要时可关闭相应的端口，甚至相应楼层的网络，及时请有关技术人员协助，寻找并公布病毒攻击信息，以及杀毒、防御方法。

（2）对于外部入侵，判断入侵的来源，区分外网与内网，评价入侵可能或已经造成的危害。对入侵不成功、未造成损害且评价威胁很小的外网入侵，定位入侵的地址，及时关闭入侵的端口，限制入侵的地址的访问。对于已经造成危害的，应立即采用断开网络连接的方法，避免造成更大的损失和恶劣的影响。

（3）对于内部入侵，查清入侵来源，如 IP 地址、所在办公室等信息，同时断开对应的交换机端口。然后针对入侵方法调整或更新入侵检测设备。对于无法制止的多点入侵和造成损害的，应及时关闭被入侵的服务器或相应设备。

（4）对于网络故障，判断故障发生点和故障原因，尽快排除故障。必要时向计算机网络公司求助，并优先保证主要应用系统的运转。

对于其他没有列出的不确定因素造成的事件，可根据总的安全原则，结合具体的情况，做出相应的处理。不能处理的及时咨询信息安全顾问。

4. 应急处置后续处理。

（1）在进行最初的应急处置以后，应及时采取行动，抑制安全事件影响的进一步扩大，限制潜在的损失与破坏，同时要确保应急处置措施对涉及的相关业务影响最小。

（2）在安全事件被抑制之后，通过对有关事件或行为的分析结果，找出事件根源，明确相应的补救措施并彻底清除。

（3）在确保安全事件解决后，要及时清理系统，恢复数据、程序、服务，恢复工作应避免出现误操作导致的数据丢失。

（4）记录和上报：网络与信息安全事件发生时，应及时向分管领导汇报，并在事件处置工作中做好完整的过程记录，及时报告处置工作的进展情况，保存各相关系统日志，直至处置工作结束。

（5）结束响应：系统恢复运行后，卫生信息数据中心对事件造成的损失、事件处理流程和应急预案进行评估，对响应流程、预案提出修改意见，总结事件处理经验和教训，撰写事件处理报告，同时确定是否需要上报该事件及其处理过程，需要上报的应及时准备相关材料，按规定程序上报。

（6）保障措施：安全事件应急处置是一项长期的、持续的、跟踪式的、不断

发展变化的工作，是有组织的科学与社会行为，必须做好各项应急保障工作。

1）人员保障：重视信息安全队伍的建设，并不断提高工作人员的信息安全防范意识和技术水平，确保安全事件应急处置过程和重建工作中人员的在岗与战斗力。

2）技术保障：重视网络信息系统的建设和升级换代，重视网络安全整体方案的不断完善，加强技术管理，确保网络信息系统的稳定与安全，聘请信息安全顾问为应急处置过程和重建工作提供咨询和技术支持。

3）资金保障：数据中心应根据网络与信息系统安全预防和应急处置工作的实际需要，提出每年度应急处置工作相关设备和工具软件所需经费，按规定程序上报纳入年度财政预算，给予资金保障。

第三章 妇幼保健信息管理规章与制度

第一节 管理依据

信息是妇幼卫生机构制订计划和决策的依据。妇幼保健机构信息工作是指卫生行政部门和妇幼保健机构为实行科学管理和开展优质服务，掌握妇女、儿童健康状况及其影响因素，评价妇幼保健和临床诊疗工作开展情况而组织开展的各项信息管理工作，是妇幼保健机构常规管理工作的组成部分。收集妇幼信息，为了解不同类型地区卫生保健事业发展水平，妇幼卫生资源的分布、结构及利用情况，掌握不同类型地区妇幼卫生状况的差异特征和主要社会卫生问题奠定了重要的基础。各级妇幼保健机构妇幼保健信息工作的开展，必须严格遵守国家有关法律法规、政策、技术规范和标准。

一、法律、国家规范性文件

（一）《中华人民共和国统计法》

《中华人民共和国统计法》（以下简称《统计法》）作为我国唯一的一部统计法律，于 1983 年 12 月 8 日由第六届全国人民代表大会常务委员会第三次会议通过，1996 年 5 月 15 日经第八届全国人民代表大会常务委员第十九次会议修正，2009 年 6 月 27 日再次经第十一届全国人民代表大会常务委员会第九次会议修订，于 2010 年 1 月 1 日起施行。《统计法》的颁布，为科学、有效地组织统计工作，保障统计资料的真实性、准确性、完整性和及时性，提供了有力的法律保护。一方面，《统计法》确定了国家建立集中统一的统计系统，实行统一领导、分级负责的统计管理体制，确定了各级统计机构及企事业组织统计机构的设置及人员配置，以法律的形式为统计工作的现代化从体制上、组织上做出了保证，为统计标准的科学化提供了法律依据，为统计计算和传输手段的现代化提供了保障，为建设一支具备现代化统

计专业知识的队伍提出了明确要求。另一方面，《统计法》规范了国家机关、社会团体、各种经济组织以及公民在统计活动中的行为，保障统计资料的准确性、及时性和全面性。它明确要求统计调查对象要依法申报统计资料，统计机构、统计人员要准确及时地完成统计工作任务，保证数据质量；赋予统计机构、统计人员一定的职权，以保证统计资料的提供能够准确、及时和全面。

（二）《中华人民共和国统计法实施条例》

《中华人民共和国统计法实施条例》（以下简称《条例》）经 2017 年 4 月 12 日国务院第 168 次常务会议通过，自 2017 年 8 月 1 日起施行。《条例》的制定实施，是统计法治建设的重要成果，是依法统计具有里程碑意义的一件大事，标志着建立现代统计调查体系迈出了更加坚实的一步。《条例》旨在通过深化统计管理体制机制改革，推动统计事业持续健康发展；建立集中统一的统计系统，加快构建现代统计调查体系；加强统计调查管理，切实减轻统计调查对象的负担；强化监督问责，严惩统计违纪违法行为。《条例》的制定为信息统计工作的实施确立了可靠的行政法规保障：①从数据的源头规范了统计调查活动，包括夯实防范和惩治统计造假、弄虚作假责任，尽可能减轻统计调查对象的负担，严格要求统计调查项目的制定，明确统计调查项目审批和备案的程序、条件和时限，以及明确国家统计标准的地位等。②加强统计调查的组织实施，为加强对统计数据生产过程的控制，提高统计数据质量，对统计调查对象的报送义务和统计调查组织实施机关提出了明确要求。③明确统计资料公布的主体、权限及要求，包括：区分不同统计资料，明确公布主体及权限；为避免因简单对比统计数据产生误解，规定统计机构和有关部门应当及时公布主要统计指标含义；公布统计资料应当按照国家有关规定进行，公布前任何单位和个人不得违反国家有关规定对外提供，不得利用尚未公布的统计资料谋取不正当利益等。④强化对统计违法行为的责任追究，列举了对严重统计违法行为失察的具体情形和统计造假行为的典型做法，规定了严格的法律责任。

（三）《国家卫生和计划生育统计调查制度》

《国家卫生和计划生育统计调查制度》对全国卫生资源与医疗服务、卫生监督、疾病控制、妇幼卫生、新型农村医疗、计划生育等九个部分的调查目的、调查对象和范围、主要调查内容、报送方式、报告期及调查方法、调查表及其填写说明等进行了明确规定，是各级卫生行政部门、医疗卫生机构进行全国卫生统计调查的依据。

（四）《全国卫生统计工作管理办法》

《全国卫生统计工作管理办法》为科学、有效地组织实施卫生统计工作，确保统计资料的真实性、准确性、完整性和及时性，在统计的基本任务、统计机构和统计人员、统计调查管理、统计资料的管理与公布、监督检查、法律责任六个方面做了详细规定。

（五）《全国妇幼保健机构信息工作管理规范（试行）》

《全国妇幼保健机构信息工作管理规范（试行）》对妇幼保健机构信息工作在组织管理、工作内容、资源配置、制度建设、考核评估等方面提出了基本要求，适用于各级各类妇幼保健专业机构。

二、工作方案

妇幼卫生监测和妇幼卫生年报是妇幼卫生信息的主体。它们不仅是卫生行政部门制定妇幼卫生政策的科学依据，而且可以在一定程度上反映出一个地区妇幼保健工作的开展情况和工作质量。妇幼卫生监测和年报数据的收集为准确、可靠地反映我国妇女、儿童健康状况提供了非常宝贵的基础资料，为妇幼卫生的计划、管理决策和科学研究提供了宝贵的信息和依据。妇幼卫生监测及妇幼卫生年报的工作方案、质控方案是妇幼卫生信息工作开展的重要指导和依据。

（一）中国妇幼卫生监测

为了不断满足妇幼卫生工作和国家决策的需要，自1996年形成全国"三网合一"监测方案后经过不断调整和优化，2019年形成了《中国妇幼卫生监测工作手册（2019版）》。该监测工作手册对孕产妇死亡监测、危重孕产妇医院监测、5岁以下儿童死亡监测、出生缺陷医院监测、出生缺陷人群监测、儿童营养与健康监测六项国家级妇幼卫生监测项目，从监测地区的选择、监测范围和对象、样本量、监测工具和数据的收集流程及转运、质量控制、资料上报和审核时限、资料分析等方面做了详细的说明和规定，是妇幼卫生监测工作顺利开展的重要依据和有力保障。

（二）《妇幼卫生年报质量控制工作手册》

从2003年起，卫生部要求各省将年报数据质量控制工作纳入妇幼卫生的日常工作当中。《妇幼卫生年报质量控制工作手册》由全国妇幼卫生年报办公室对部分省份年报质控工作进行调研，并结合多年质控工作经验制定而成，是全国各省（自治区、直辖市）、地市、县区、乡镇妇幼卫生年报工作的质控工作指南，是促进妇幼信息工作、提高妇幼卫生年报数据质量的重要依据和有力保障。

第二节　辖区管理制度

妇幼卫生信息工作实行县区—地市—省三级辖区化分级管理，各级妇幼卫生信息管理工作实行向下逐级业务指导和监督管理。因此，辖区妇幼信息管理制度

是保证妇幼信息管理工作顺利开展的基础。

一、妇幼卫生信息管理制度

（一）目的
确保全省妇幼卫生信息工作顺利开展。

（二）适用范围
本制度适用于各级医疗保健机构妇幼卫生信息管理工作。

（三）内容
1. 总则。

（1）为加强本省妇幼卫生信息工作，促进妇幼卫生信息工作规范化、科学化管理，提高妇幼卫生信息数据质量，充分发挥信息在妇幼卫生管理和决策中的作用，根据《全国卫生统计工作管理办法》《全国妇幼保健机构信息工作管理规范（试行）》《国家卫生和计划生育统计调查制度》等相关规定，制定本制度。

（2）妇幼卫生信息工作是妇幼卫生工作的重要组成部分，主要任务是对妇女、儿童健康或疾病方面的信息进行收集、调查、整理、分析和综合利用，为妇幼卫生工作决策和管理服务。

（3）妇幼卫生信息工作受本级卫生行政部门领导和管理，下级卫生行政部门应当主动接受上级卫生行政部门的指导、检查、考评。

（4）各医疗保健机构应当按照国家和省级卫生行政部门关于妇幼卫生信息报告的相关要求，向所在地妇幼保健机构或卫生行政部门指定的机构上报国家和省上要求报送的妇幼卫生信息资料和数据，并接受其业务指导。

（5）各级卫生行政部门和医疗保健机构应当对妇幼卫生信息工作经费予以保障，确保工作顺利开展。

（6）各级卫生行政部门和医疗保健机构应当按照全区域妇幼卫生信息系统建设规划加快信息化建设，推广现代信息工具和网络传输技术，提高妇幼卫生信息工作效率。

2. 机构及职能。

（1）省卫健委是全省妇幼卫生信息工作的行政主管部门，负责全省妇幼卫生信息工作的组织、规划、指导、监督、考评及妇幼卫生信息的审核、发布。

（2）省级妇幼健康信息管理部门是全省妇幼卫生信息工作的具体实施机构和业务指导机构。在省卫健委领导下履行以下职能：

1）协助省卫健委制订全省妇幼卫生信息年度工作计划和妇幼卫生信息管理相关政策，对下级妇幼卫生信息中心工作进行业务指导。

2）承担全省妇幼卫生年报、妇幼卫生监测及两纲监测中妇幼卫生指标等数据的收集、调查、汇总、质量控制、上报、反馈、存储等工作。对数据进行科学

管理、统计分析和研究利用。

3）承担国家和省卫健委下达的妇幼卫生服务调查和其他专项调查任务。

4）组织开展对下级妇幼卫生信息人员的业务培训和技术指导。

5）向省卫健委提供全省妇幼卫生信息资料，做好信息咨询工作。

6）经省卫健委审核，发布全省妇幼卫生信息。

7）承担省卫健委交办的其他工作。

（3）市（州）、县（市、区）卫健委是本地区妇幼卫生信息工作的行政主管部门，在上级卫生行政部门指导下开展工作。日常管理工作由其主管业务的科室（股）负责。履行以下职能：

1）根据全省统一规划，制订本辖区妇幼卫生信息工作计划，将妇幼卫生信息工作纳入对辖区各有关单位目标的考核。

2）负责本地区妇幼卫生年报、妇幼卫生监测及两纲监测中妇幼卫生指标等数据的审核、发布。协调本级医疗保健机构、疾病预防控制中心的妇幼卫生信息收集及与相关部门（计生、公安、民政、统计等）的数据核对。

3）承担国家和省卫健委下达的妇幼卫生服务调查和其他专项调查任务。

4）组织对辖区有关单位妇幼卫生信息工作进行指导、监督、考评。

5）对妇幼卫生信息工作成绩突出的单位和个人给予奖励，对违法违规行为进行处理。

（4）市（州）、县（市、区）级妇幼保健机构应当由主要领导直接负责妇幼卫生信息管理，设置妇幼卫生信息管理部（科），配备专职信息人员，集中收集、统一管理本辖区妇幼卫生信息。在本级卫生行政部门领导下，在上级妇幼卫生信息中心指导下履行以下职能：

1）承担本地区妇幼卫生年报、妇幼卫生监测及两纲监测中妇幼卫生指标等数据的收集、调查、汇总、质量控制、上报、反馈、存储等工作。对数据进行科学管理、统计分析和研究利用。

2）承担上级卫生行政部门下达的妇幼卫生服务调查和其他专项调查任务。

3）组织开展对下级有关单位信息人员的业务培训和技术指导。

4）向同级卫生行政部门提供妇幼卫生信息资料，做好信息咨询工作。

5）对本单位妇幼卫生信息进行调查和分析。

（5）全省凡涉及妇幼卫生工作的医疗保健机构必须明确分管领导，指定主管科室和具体责任人，承担本单位妇幼卫生信息的收集、调查和数据报送工作。上报的调查表或统计数据必须经分管领导签字、单位盖章后按属地管理原则报送所在地妇幼保健机构妇幼卫生信息管理部（科），不得越级上报。调查表或统计数据及其原始资料应当由报送单位存档。

3. 人员。

（1）各级卫生行政部门和医疗保健机构应当按照国家及省上对卫生统计和信息管理的有关要求，结合本地本单位实际，配备妇幼卫生信息人员。

（2）各级妇幼保健机构专职信息人员应当报同级卫生行政部门及上级妇幼保健机构备案。各相关医疗保健机构专职或兼职信息人员应当报同级妇幼卫生信息中心备案。

（3）妇幼卫生信息工作人员应当熟悉妇幼卫生相关法律法规，掌握妇幼卫生信息管理与信息技术，接受卫生行政部门及妇幼保健机构组织的妇幼卫生信息专业知识和技能培训。

（4）从事妇幼卫生统计工作的人员应当具备统计从业资质。

4. 制度。

（1）各级卫生行政部门和医疗保健机构应当结合实际建立健全本地区或本单位妇幼卫生信息工作管理制度，制度内容不得违反相关法律法规及上级卫生行政部门的规定和要求。

（2）各级卫生行政部门和医疗保健机构妇幼卫生信息报告实行责任人制度。

（3）各级卫生行政部门和医疗保健机构在妇幼卫生信息工作中应当严格遵守国家保密制度的各项规定。对未经公布的妇幼卫生信息及相关数据负有保密义务。

（4）全省妇幼卫生信息工作涉及卫生统计调查项目应当由省卫健委统一管理。

5. 责任。

凡有下列行为之一的，由同级或上级卫生行政部门责令改正，予以通报批评；情节严重的，同级卫生行政部门应当追究相关人员责任。

（1）虚报、瞒报、伪造妇幼卫生调查及相关统计数据的。

（2）拒报或屡次迟报、漏报妇幼卫生相关统计数据的。

（3）对国家和省级卫生行政部门交办的专项调查任务不落实的。

（4）对拒绝或举报违反《中华人民共和国统计法》及妇幼卫生信息管理相关规定行为的个人进行打击报复的。

（5）未经批准擅自对外发布或向外单位提供相关数据，造成不良社会影响的。

（6）不按规定程序和要求报送相关数据，经多次纠正仍不改正的。

（7）其他违反妇幼卫生信息工作管理规定的行为。

二、妇幼卫生信息报送制度

（一）目的

确保全省妇幼卫生信息报送工作顺利开展。

（二）**适用范围**

本制度适用于各级医疗保健机构妇幼卫生信息报送工作。

（三）**内容**

1. 各级医疗保健机构报送职责。

（1）全省凡涉及妇幼卫生工作的医疗保健机构明确分管领导，指定主管科室和具体责任人，承担本单位妇幼卫生信息的收集、调查和数据报送工作。

（2）省级妇幼保健机构按照国家报送制度的要求，承担本地区妇幼卫生年报、妇幼卫生监测及两纲监测中妇幼卫生指标等数据的收集、调查、汇总、质量控制、上报、反馈、存储等工作并对数据进行科学管理、统计分析和研究利用。

（3）市（州）、县（市、区）级妇幼保健机构应当按照规定，承担本地区妇幼卫生年报、妇幼卫生监测及两纲监测中妇幼卫生指标等数据的收集、调查、汇总、质量控制、上报、反馈、存储等工作。对数据进行科学管理、统计分析和研究利用。

（4）各级医疗机构应当按照本制度负责报送本机构妇幼卫生信息工作。

2. 报送要求。

（1）统计时限：年度1月1日至12月31日。

（2）报送方法：实行网络直报。

（3）报送时间：

1）市（州）级妇幼保健机构每季度次月10日前报季度报表，每年次月20日前报年度报表，死亡个案信息实行实时上报。

2）县（市、区）级妇幼保健机构每季度次月5日前报季度报表，每年次月15日前报年度报表，死亡个案信息实行实时上报。

3）各级医疗机构按照季度、年度报表的规定时限要求上报妇幼卫生信息。

三、妇幼卫生信息考核制度

（一）**目的**

确保全省妇幼卫生信息工作顺利开展。

（二）**适用范围**

本制度适用于各级医疗保健机构妇幼卫生信息工作考核。

（三）**内容**

1. 省级妇幼健康信息管理部门每年对市（州）妇幼信息工作情况进行考核。

2. 市（州）级妇幼保健机构每半年对辖区内县（市、区）级妇幼保健机构妇幼信息工作情况进行考核。

3. 县（市、区）级妇幼保健机构每季度对辖区内乡镇及医疗单位妇幼信息工作情况进行考核。

4. 主要考核内容。

（1）妇幼卫生年报工作情况：工作的组织开展情况，报表报送的及时性、准确性、真实性，质控报告撰写情况等。

（2）妇幼卫生监测工作情况：工作的组织开展情况，报表报送的及时性、准确性、真实性，质控报告撰写情况等。

（3）两纲监测工作情况：工作的组织开展情况，报表报送的及时性、准确性、真实性等。

（4）妇幼保健机构监测工作情况：工作的组织开展情况，报表报送的及时性、准确性、真实性等。

（5）妇幼卫生专项工作情况：危重孕产妇医院监测、儿童营养监测等工作的组织开展情况，报表报送的及时性、准确性、真实性等。

（6）省级妇幼卫生信息基础表卡工作情况：工作的组织开展情况，报表报送的及时性、准确性、真实性等。

5. 主要考核形式。

（1）评比。

（2）通报。

（3）反馈。

四、妇幼卫生信息例会制度

（一）目的

规范全省妇幼卫生信息例会制度，提高妇幼卫生信息质量。

（二）适用范围

本制度适用于全省各级妇幼卫生机构信息工作。

（三）内容

1. 省级妇幼保健机构每年至少组织辖区内市（州）级妇幼保健机构召开一次省级例会。

2. 各市（州）级妇幼保健机构每半年至少组织辖区内县（市、区）级妇幼保健机构召开一次市级例会。

3. 各县（市、区）级妇幼保健机构每季度至少组织辖区内乡镇妇幼人员召开一次县级例会。

4. 各乡镇卫生院（街道/社区）妇幼人员每月组织辖区内村级妇幼人员召开一次乡级例会。

5. 会议内容。

（1）国家法律法规、妇幼卫生相关政策宣传。

（2）妇幼卫生信息业务知识及卫生统计学知识的培训。

（3）年度、半年或季度妇幼卫生信息分析结果以及妇幼卫生信息质量控制结果反馈。

（4）布置下一年度或季度工作任务。

6. 根据实际工作条件，可以会代训。

五、妇幼卫生信息现场指导制度

（一）目的

确保全省妇幼卫生信息工作顺利开展。

（二）适用范围

本制度适用于省级妇幼健康信息管理科对基层单位妇幼卫生信息工作的现场指导。

（三）内容

1. 妇幼健康信息管理科每年组织专家下基层指导不少于一次。

2. 质控小组下基层的主要工作内容如下。

（1）听取汇报。

（2）查阅资料：了解有关组织管理、机构人员设置、制度执行、工作开展情况。

（3）进行访谈：对相关管理人员和工作人员进行访谈，了解工作进展、遇到的困难和存在的问题。

（4）漏报调查：按照中国妇幼卫生监测及妇幼卫生年报方案的质控要求，对数据进行漏报调查。

（5）查看妇幼卫生信息资料档案管理情况。

（6）收集资料：当地下发的配套文件、工作计划、工作总结（简报）、质控报告、信息分析资料等。

（7）汇总意见：由督导组组长组织成员讨论接受督导单位业务管理中的成绩和存在的问题，汇总督导意见。

（8）反馈意见：督导组组长代表督导组反馈督导意见，提出整改措施。

（9）填写表格：督导组组长填写妇幼卫生工作督导记录表的第一、二页，由接受督导单位签署意见加盖公章后做成一式两份，一份由督导组带回交给相关公卫科室保存，另一份由接受督导单位填好该表第三页中的"接受督导单位改进方案"后，于两周内上交相关公卫科室。相关公卫科室验证改进情况，并填写该表第三页中的"跟踪验证记录"，定期交妇幼健康管理部归档保存。

六、妇幼信息管理保密制度

（一）目的
确保全省妇幼卫生信息的安全。

（二）适用范围
本制度适用于省级妇幼健康信息管理科对全省妇幼卫生信息进行保密管理。

（三）内容

1. 全省妇幼卫生信息相关部门和人员应严格树立保密意识，按照《中华人民共和国保守国家秘密法》和国家保密局《计算机信息系统国际联网保密管理规定》等法规进行信息资料的采集、存储、处理、传输、使用和销毁。

2. 妇幼卫生信息资料保存地点按照保密要求安装防盗门、铁窗、带密码锁的铁皮柜和电子监控系统。

3. 妇幼卫生涉密数据不得直接或间接与国际互联网或其他公共信息网络相连接，必须实行物理隔离。

4. 妇幼卫生涉密数据须指定专人在专用计算机上处理，同时采取保护措施，对所存储信息标明密级，按密级要求采取相应加密措施，并妥善处理存储介质的信息痕迹，严防被窃取。

5. 国家规定的妇幼卫生涉密数据按照相应密级要求进行存储和上报。

6. 任何人不得使用医院设备和资源从事危害国家安全、泄漏国家机密的活动，不得侵犯国家的、社会的、集体的利益和公民的合法权益，不得从事违法犯罪活动。

（四）相关文件记录
1.《中华人民共和国保守国家秘密法》。
2.《计算机信息系统国际联网保密管理规定》。

七、儿童营养与健康状况随访制度

（一）目的
及时、动态地掌握 5 岁以下儿童营养与健康状况，为制订儿童卫生政策与健康干预措施提供科学依据。

（二）适用范围
本制度适用于全省开展儿童期保健服务的各级医疗保健机构。

（三）内容

1. 将儿童营养与健康状况随访工作与国家基本公共卫生服务项目中的 0~6 岁儿童健康管理相结合，在项目地区与中国儿童营养与健康监测工作相整合。

2. 村医生（社区医生）负责掌握、登记辖区内的新生儿和 5 岁以下儿童名

单，对辖区内的新生儿进行随访并将结果填入《0～6 岁儿童健康管理技术规范》中的"新生儿家庭访视记录表"，及时通知 5 岁以下儿童到所属乡镇卫生院/社区卫生服务中心接受健康检查服务，并及时（一个月内）将"新生儿家庭访视记录表"上交乡镇卫生院/社区卫生服务中心。

3. 乡镇卫生院/社区卫生服务中心根据《国家基本公共卫生服务规范（第三版）》的相关规定，对辖区内的 0～6 岁儿童进行健康管理，按年龄分别将健康检查结果填入《0～6 岁儿童健康管理技术规范》中的"1 岁以内儿童健康检查记录表""1～2 岁儿童健康检查记录表""3～6 岁儿童健康检查记录表"。

4. 村级和乡级妇幼人员应同时将儿童营养与健康状况相关信息记录入《7 岁以下儿童信息村级登记册》和《儿童系统管理登记册及花名册》（乡级）。

5. 对于随访中发现的体弱儿应按照儿童保健规范纳入体弱儿专案管理。

6. 各级妇幼保健机构应将儿童营养与健康随访工作纳入常规的培训与督导中，加强逐级培训与业务指导。

八、高危儿童和孕产妇追踪制度

（一）目的

确保全省每位高危儿童和孕产妇能得到及时、有效的保健和诊疗，降低孕产妇和婴儿死亡率。

（二）适用范围

本制度适用于全省开展孕期和儿童期保健服务的各级医疗保健机构。

（三）内容

1. 各级医疗保健机构按照《高危妊娠评分标准》进行高危评分，对评分≥10B 分的高危孕产妇必须上报高危信息到县级妇幼保健院，孕满 28 周必须上转到县级以上医疗保健机构高危妊娠门诊进行产前检查、咨询指导。

2. 各级医疗保健机构要认真落实县、乡、村三级孕情报告制度和高危孕产妇三重追踪管理制度（辖区卫生院/社区卫生服务中心、产检机构、县妇幼保健院）。对高危孕产妇的管理必须做到孕情必须清楚、高危必须上报、失访必须找到、危重必须治疗。切实有效地避免危重孕产妇的死亡。

3. 对所有高危儿童进行专册登记归档，做好定期随访，对曾在新生儿期进行急救的高危儿童可以增加随访次数。

4. 各级医疗保健机构建立高危儿童和孕产妇追踪随访制度，对发现的每例高危儿童和孕产妇要一追到底，并记录随访内容。失访者上报辖区妇幼保健机构。

九、围产儿死亡报告制度

1. 各级各类医疗保健机构发生围产儿死亡的，应当填写围产儿死亡报告卡，报送辖区妇幼保健机构。

2. 乡村医生对本村范围内医疗保健机构之外发生的围产儿死亡及时填写围产儿死亡报告卡，报送乡镇卫生院。

3. 乡镇卫生院负责对乡村医生报告的死亡病例进行调查核实，报告辖区妇幼保健机构。

4. 城市社区卫生服务中心（站）负责区域内在医疗保健机构之外发生的围产儿死亡病例的调查核实，并填写围产儿死亡报告卡，报告辖区妇幼保健机构。

5. 各县区级妇幼保健院审核后将辖区内围产儿死亡报告卡报市（州）妇幼保健院。

6. 各市（州）级妇幼保健院审核后将辖区围产儿死亡报告卡报送省级妇幼保健院。

十、孕产妇死亡报告制度

1. 各级各类医疗保健机构发生孕产妇死亡的，应在孕产妇死亡后及时向辖区卫生行政部门及妇幼保健机构报告，填写孕产妇死亡报告卡，并将产科病历（复印件）及死亡病例讨论等材料报送辖区妇幼保健机构。各县区级妇幼保健机构接报审核后及时向市（州）级妇幼保健院报送。

2. 乡村医生对本村范围内的孕产妇死亡及时填写孕产妇死亡报告卡，报送乡镇卫生院。

3. 乡镇卫生院负责对乡村医生报告的死亡病例进行调查核实，写出死亡调查报告，并将孕产妇死亡报告卡报告辖区妇幼保健机构。

4. 城市社区卫生服务中心（站）负责区域内的孕产妇死亡病例的调查核实，并填写孕产妇死亡报告卡，报辖区妇幼保健机构。

5. 各县区级妇幼保健院审核后将辖区内孕产妇死亡报告卡报市（州）级妇幼保健院。

6. 各市（州）级妇幼保健院审核后将辖区孕产妇死亡报告卡报送省级妇幼保健院。

十一、5 岁以下儿童死亡报告制度

1. 各级各类医疗保健机构发生 5 岁以下儿童死亡的，应当填写儿童死亡报告卡，报送辖区妇幼保健机构。

2. 乡村医生在诊疗过程中，发生 5 岁以下儿童死亡的，填写儿童死亡报告

卡，同时对本村范围内的 5 岁以下儿童死亡及时填写儿童死亡报告卡，报送乡镇卫生院。

3. 乡镇卫生院负责对乡村医生报告的死亡病例进行调查核实，报告辖区妇幼保健机构。

4. 城市社区卫生服务中心（站）负责对区域内的 5 岁以下儿童死亡病例进行调查核实，并填写儿童死亡报告卡，报告辖区妇幼保健机构。

5. 各县区级妇幼保健院审核后将辖区内儿童死亡报告卡报市（州）级妇幼保健院。

6. 各市（州）级妇幼保健院审核后将辖区内儿童死亡报告卡报送省级妇幼保健院。

十二、出生缺陷报告制度

1. 各围产儿出生缺陷定点监测医疗保健机构应当认真做好本单位接生围产儿及出生缺陷情况登记，并填写出生缺陷儿登记卡，汇总报告辖区妇幼保健院。

2. 各县区级妇幼保健院负责辖区内出生缺陷儿登记卡的审核工作，并主动收集、调查、核实本辖区内定点监测医疗保健机构的出生缺陷监测资料，确定实际发生例数，并按规定制作报表，报送市（州）级妇幼保健院。

3. 市（州）级妇幼保健院对出生缺陷情况抽查核实，按妇幼卫生信息要求制作报表，及时完成报送。

第三节　机构管理制度

一、妇幼信息管理科工作职责

1. 妇幼卫生信息资料的收集、整理。

（1）负责全省妇幼卫生年报、监测、两纲及相关妇幼信息资料的收集、整理。

（2）负责全省妇幼卫生项目相关报表的收集、整理。

2. 妇幼卫生信息资料的分析、利用及反馈。

（1）负责各类妇幼卫生信息分析报告的撰写。

（2）负责对外提供妇幼卫生信息。

（3）协助省卫健委组织召开全省妇幼卫生信息工作会，反馈妇幼卫生信息。

（4）承担国家级、省级有关科研任务。

3. 基层指导及培训。

(1) 定期下基层进行业务指导。

(2) 负责全省妇幼卫生信息省级质量控制。

(3) 省卫健委承担全省妇幼卫生信息人员的各项相关培训任务。

4. 妇幼卫生信息系统建设。

(1) 负责提供全省妇幼信息系统建设业务需求。

(2) 负责全省妇幼信息系统的应用管理和技术指导。

5. 负责妇幼卫生信息学科建设。

6. 协助主任委员开展全省妇幼卫生信息专业委员会活动。

7. 负责信息的保密工作。

二、妇幼卫生信息登记报告制度

1. 各医疗机构应设立相应科室，配备专职人员负责院内妇幼卫生信息的收集、整理，认真核实后填报，并按属地管理原则上报上级妇幼保健机构。

2. 医疗机构内部与妇女儿童出生、死亡以及出生缺陷有关的科室（妇产科、儿科、新生儿科、急诊室、病案室、内科、外科等）要根据实际情况建立健全分娩登记簿、死亡登记簿及报告卡、出生缺陷登记簿及报告卡、放弃治疗登记簿及报告卡等相关表/卡/册。

3. 对医疗机构内发生的孕产妇死亡、5 岁以下儿童死亡、围产儿死亡和出生缺陷应做好相关登记并及时上报医院管理科室，并按属地管理原则上报相应妇幼保健机构，并严格执行报告程序和时间要求。

4. 加强信息质量控制。为保证填报资料真实、准确，各医疗保健机构要加强对院内数据的检查核实，加强与所在辖区的妇幼保健机构的业务联系，接受卫生行政部门或妇幼保健机构的业务指导、质量控制和相关检查。

三、妇幼卫生信息资料分类管理制度

1. 各级妇幼保健机构负责填报的各种妇幼卫生信息资料，应填写完整、准确，字迹清楚，版面清洁，信息资料专人管理。

2. 原始资料不可随意修改、弄虚作假，统计资料不可虚报、瞒报、迟报、拒报。

3. 定期分类、整理各种妇幼卫生信息资料，依据不同年份、不同项目分类管理，按年份建立成册，避免资料零散、丢失。

4. 各种妇幼儿童保健、医疗信息基础资料，应按年度装订，根据保管期限进行归档文件编号、编目、装盒。

5. 数据库程序、数据等计算机信息资料，应至少拷贝存档两份，并注明标

签分类存档。

6. 向上级主管部门上报或向下级单位反馈统计数据，应由科主任初审，再交院领导审核、签字，并存档。

7. 定期对基础上报的信息数据进行抽查、核实，发现错误、遗漏，应及时纠正，并注明原因。

8. 定期分析各种妇幼卫生信息资料，并撰写有关分析报告，为领导决策提供依据，充分利用可以公开的各种信息资料，为社会和公众服务。

四、信息数据安全管理制度

1. 为保障信息数据使用的安全，保障数据不泄露，特制定本管理制度。

2. 本办法中涉及的信息安全数据指的是妇幼卫生报表、个案、调查表等重要工作内容数据。

3. 凡个人使用妇幼健康信息内部数据发表文章或其他用途等，必须经过相关科室部门以及分管副院长、院长审核同意。

4. 凡个人非法使用数据造成社会不良影响，应由个人负全责。

5. 科室人员严禁向外透露信息数据，科室机密数据由专人管理，不得向其他人员透露机密数据以及数据来源和收集过程等。机密数据严禁在公网电脑上操作，应使用专用的机密电脑操作。所有机密数据不得乱放，应统一放置于保险柜中。机密电脑必须设置开机密码以及待机时长，密码设置复杂度应是"字母＋数字＋字符"组合 6 位以上，待机时长不可超过 1 分钟。

6. 所有科室人员电脑必须设置开机密码和开启待机密码模式，数据资料应整理在文件夹中，不可放置在桌面显见位置。

7. 严禁科室以外人员在办公室内拍照录像。科室人员原则上不得将数据拍照、录像，如有必要需向科室负责人请示，不可将数据信息放置在互联网公开动态信息上。

8. 各类原始数据（表卡）和网络直报用户账号资料，按涉密资料由专人负责保管。应经常检查用户权限系统，发现或怀疑账号、密码已泄露或被盗用，应立即采取措施，更改密码，并向上级卫生主管部门报告。

9. 根据数据的保密规定和用途，确定数据使用人员的存取权限、存取方式和审批手续。妇幼保健信息专用计算机的用户名、口令及联网方式、技术、网络系统要严格保密，不得对外提供。

10. 网络设备必须安装防病毒工具，具有漏洞扫描和入侵防护措施，并进行实时监控，定期检测和杀毒，确保计算机安全、正常运行。

11. 科室人员发现数据泄露应第一时间报告科室负责人并采取相关的补救措施。触犯国家法律者，应承担相应的法律责任。

12. 有关涉密数据必须走机要途径上报。

13. 其他未尽事宜按相关规定执行。

五、信息数据备份管理制度

1. 为保障信息数据的安全，使在系统失效或数据丢失时，能依靠备份尽快地恢复系统和数据，保护关键应用和数据的安全，保证数据不丢失，特制定本管理制度。

2. 本办法中涉及的信息数据指的是妇幼卫生报表、个案、数据库、服务器等重要的数据文件以及个人电脑的重要数据。

3. 信息数据安全备份指的是采用有效手段和方法，定期或不定期对信息数据进行拷贝、镜像处理，并存放在一个及以上存储介质中，保证信息数据在丢失或更改时，可以快速恢复。

4. 信息数据（个人电脑除外）安全备份的周期应遵循以下原则：

（1）科室必须有一名备份管理人员收集整理数据备份并永久保留。

（2）个人业务数据整理后需自行备份并将备份拷贝到科室备份管理人员处。

（3）当信息数据发生更改时，需对变更前后的信息数据进行全备份，同时拷贝到备份管理人员处。

（4）服务器、数据库备份工作由维护公司操作，每季度针对备份提供备份记录表。

（5）信息数据的备份保存期限至少为三年。

（6）信息数据备份管理人员应根据信息数据的重要程度、恢复要求及有关规定制定具体的各类信息数据备份方法、备份周期、保存期限、备份文件名称以及备份日期等。

（7）各块业务信息数据备份文件应做好相关备份记录，确保可以及时进行信息数据查询。

5. 服务器、数据库一旦发生数据丢失或数据破坏等情况，维护公司应第一时间报告科室负责人，同时由相关人员进行数据恢复，以免造成不必要的麻烦或更大的损失。数据恢复处理后，维护公司应立即向科室负责人报告数据恢复情况及数据受损情况，同时提供数据恢复记录表。

第四节　质量控制制度

质量控制是保证妇幼卫生数据准确可靠的根本，是妇幼卫生信息工作中非常重要的一个环节。各级妇幼信息人员必须树立"质量第一"的思想，层层把好数据质量关，严格进行数据质量控制。根据《中国妇幼卫生监测工作手册（2019版）》和《妇幼卫生年报质量控制工作手册》制定本制度。

一、建立逐级质量检查制度

县区对街道、乡镇对村、县区对乡镇、县区对辖区、市（州）对县区，都必须建立逐级质量检查制度，并纳入日常工作管理。

二、质量控制的范围与对象

（一）妇幼卫生年报

1. 省级抽 2 个或 2 个以上县区，每个县区至少选择 2 个乡（街道），每个乡（街道）选择 1 或 2 个村（居委会）。

2. 市（州）抽取 2 个或 2 个以上县区，每个县区至少抽取 2 个乡（街道），每个乡（街道）抽取 1 或 2 个村（居委会）。

3. 县区每年对辖区内 20％ 以上的乡（街道）进行质控，每个乡（街道）至少选择 2 个村（居委会）。

4. 乡（街道）要全面开展自查，包括所有的村（居委会）。

（二）妇幼卫生监测

1. 5 岁以下儿童、孕产妇死亡监测及出生缺陷人群监测。

（1）省级每年至少随机抽查本省 4~6 个监测县区，每一监测县区抽查 2 或 3 个监测乡（社区/街道），每一监测乡镇（社区/街道）监测 2 或 3 个村（居委会）。

（2）市（州）每年抽查本市（州）所有监测县区，每一监测县区抽查 3 或 4 个监测乡（社区/街道），包括监测和非监测乡（街道），每一监测乡镇（社区/街道）监测 3 或 4 个村（居委会）。

（3）县区每年抽查本县区 4 或 5 个乡（社区/街道），包括监测和非监测乡（街道），每一乡（社区/街道）抽查 4 或 5 个村（居委会）。

（4）乡（街道）利用每季度例会，进行质量检查。

2. 出生缺陷人群监测。

（1）省级妇幼保健机构审核各监测医院的表卡，有疑问的表卡应退回更正。每年进行一次本省监测医院的监测质量抽查和审核。

（2）地市级妇幼保健机构审核本辖区各监测医院的表卡，有疑问的表卡应退回更正。每年进行一次本辖区监测医院的监测质量抽查和审核。

（3）县区级妇幼保健机构对收集的表卡进行审核，每年进行本地区监测医院的质量抽查和审核。

三、质控内容

（一）质控指标

1. 主要指标：活产数、5岁以下儿童死亡数（新生儿死亡数、婴儿死亡数）、孕产妇死亡数、死胎数、死产数、出生缺陷数、孕产妇系统管理数、3岁以下儿童系统管理数、流动人口活产数、流动人口5岁以下儿童及孕产妇死亡数。

2. 其他指标：妇女病查治数、计划生育技术服务数、婚前医学检查数。

（二）质控要求

1. 对各级数据进行表观检查。内容包括报表完整性、逻辑性、上下级一致等。

2. 生命指标漏报调查。指标得到可靠的漏报率。指标包括活产数、新生儿死亡数、婴儿死亡数、1~4岁儿童死亡数、孕产妇死亡数、死胎/死产数、产后7天内死亡数。

3. 保健指标虚报/漏报调查。主要指标为孕产妇系统管理虚报/漏报率和3岁以下儿童系统管理虚报/漏报率。

4. 数据源调查。除上述生命指标和保健的漏报/虚报调查外，应当对所有数据的来源开展询问式调查，主要包括孕产妇数据的来源和口径，儿童保健流动管理，流动人口的收集范围，妇女常见病筛查数据的来源、口径和收集方法，婚前医学检查的开展单位和数据上报情况，计划生育手术来源、收集方法等。

5. 省、地市、县区调查应当包括下级的数据管理工作。

四、质控表的报送

各级质量控制完成后，通过网络直报系统填报监测质量调查表。

第五节 记录与登记

一、妇幼卫生监测质量控制记录表

1. 全国儿童生命监测质量调查表（如下）。
2. 出生缺陷医院监测质量调查表（如下）。
3. 孕产妇死亡监测质量调查表（如下）。
4. 全国危重孕产妇医院监测质量调查表（如下）。
5. 儿童营养与健康监测质控表——管理完整性及录入及时性检查（如下）。
6. 儿童营养与健康监测质控表——表卡质量检查（如下）。
7. 儿童营养与健康监测质控表——计算机录入正确性检查（如下）。
8. 儿童营养与健康监测质控表——体检和实验室检查结果（如下）。

二、质量控制督导汇总记录表

1. 妇幼卫生工作督导记录表（如下）。
2. 妇幼健康信息质量控制记录（如下）。
3. 妇幼健康信息质量控制过程记录单（如下）。

三、妇幼卫生年报质量控制记录表

1. 活产名单（如下）。
2. 无活产名单的原因及活产数确定方法（如下）。
3. 儿童死亡名单（如下）。
4. 年报上报儿童死亡数与其他资料比较不一致的原因（如下）。
5. 医疗机构5岁以下儿童死亡登记表（如下）。
6. 医疗机构危重患儿随访登记表（如下）。
7. 新生儿7天内死亡记录表（如下）。
8. 被年报漏报的5岁以下儿童死亡名单（死于上述医疗机构儿童）（如下）。

儿童生命监测质量调查表

_____省（自治区、直辖市）_____地（州、市）_____县区

抽查时间	被抽查地区	工作负责人	活产漏报情况					死亡漏报情况									死因错误			其他错误		完整性	
			上报数		漏报数		漏报率（%）	上报数				漏报数				漏报率（%）	诊断错误	分类错误	错误率（%）	项目数	%	卡片数	%
			男	女	男	女		新生儿	1—11月	1—4岁	合计	新生儿	1—11月	1—4岁	合计								

填写单位：_____　　填表人：_____

出生缺陷医院监测质量调查表

_____省（自治区、直辖市）_____地（州、市）_____县区

抽查时间	被抽查地区	被抽查年月	围产儿数漏报			围产儿死亡漏报			双胎（或以上）漏报			出生缺陷漏报			表卡质量情况		
			上报数	漏报数	漏报率（%）	上报数	漏报数	漏报率（%）	上报数	漏报数	漏报率（%）	上报数	漏报数	漏报率（%）	项目数	错项数	缺项数

填写单位：_____　　填表人：_____

孕产妇死亡监测质量调查表

省（自治区、直辖市）_____ 地（州、市）_____ 县区

抽查时间	被抽查地区	活产漏报情况			孕产妇死亡漏报情况			错误情况		完整性	
		上报数	漏报数	漏报率（%）	上报数	漏报数	漏报率（%）	项目数	错误率（%）	卡片数	完整率（%）
	合计										

填写单位：_____ 填表人：_____

全国危重孕产妇医院监测质量调查表

省（自治区、直辖市）_____ 地（州、市）_____ 县区

抽查时间	被抽查医院	住院孕产妇漏报情况			妊娠合并症或并发症漏报情况（选项11填"1"）			住院孕产妇死亡漏报情况（选项12填"2"）			危重孕产妇漏报情况（选项32任何一项为"1"）			错误情况		完整性	
		上报数	漏报数	漏报率（%）	上报数	漏报数	漏报率（%）	上报数	漏报数	漏报率（%）	上报数	漏报数	漏报率（%）	项目数	错误率（%）	卡片数	完整率（%）

续表

抽查时间	被抽查医院	住院孕产妇漏报情况			妊娠合并症或并发症漏报情况（选项11填"1"）			住院孕产妇死亡漏报情况（选项12填"2"）			危重孕产妇漏报情况（选项32任何一项为"1"）			错误情况		完整性	
		上报数	漏报数	漏报率（%）	上报数	漏报数	漏报率（%）	上报数	漏报数	漏报率（%）	上报数	漏报数	漏报率（%）	项目数	错误率（%）	卡片数	完整率（%）

填写单位：_____ 填表人：_____

儿童营养与健康监测质控表——管理完整性及录入及时性检查

（检查1~2个村的儿童的纸质资料和网上录入情况，如果做了相应年龄段的检查和问卷调查，则在表格内打"√"）

_____省（自治区、直辖市）_____地（州、市）_____县区

序号	年龄	新生儿访视		满月		3月龄		6月龄		8月龄		12月龄		18月龄		24月龄		30月龄		36月龄		4岁	
		纸质	网络	纸质	网络	纸质	网络	纸质	网络	纸质	网络	纸质	网络	纸质	网络	纸质	网络	纸质	网络	纸质	网络	纸质	网络

儿童营养与健康监测质控表——表卡质量检查

（抽样村的儿童中，随机抽查 3～5 名儿童的相关表卡进行表卡质量检查）

_____ 省（自治区、直辖市） _____ 地（州、市） _____ 县区

姓名或儿童编号	一般情况记录表（总43项）		新生儿访视记录（总57项）		6月龄儿童体检表（总26项）		6月龄调查问卷（总29项）		备注
	缺项数	错项数	缺项数	错项数	缺项数	错项数	缺项数	错项数	
合计									

儿童营养与健康监测质控表——计算机录入正确性检查

（在抽样村的儿童中，随机抽查 3～5 名儿童的相关表卡进行计算机录入正确性检查）

_____ 省（自治区、直辖市） _____ 地（州、市） _____ 县区

姓名或儿童编号	一般情况记录表			新生儿访视记录			6月龄儿童体检表			6月龄调查问卷			备注
	总项数	录入错误数	错误率（%）	总项数	录入错误数	错误率（%）	总项数	录入错误数	错误率（%）	总项数	录入错误数	错误率（%）	

姓名或儿童编号	一般情况记录表			新生儿访视记录			6月龄儿童体检表			6月龄调查问卷			备注
	总项数	录入错误数	错误率(%)	总项数	录入错误数	错误率(%)	总项数	录入错误数	错误率(%)	总项数	录入错误数	错误率(%)	
合计													

注：总项数表示所检查表卡实际填写的项目数，录入错误数指录入直报系统的错误数和缺漏项数总和。

儿童营养与健康监测质控表——体检和实验室检查结果

（在抽样村的儿童中，随机抽查3~5名儿童的相关表卡进行计算机录入正确性检查）

_____省（自治区、直辖市）_____地（州、市）_____县区_____乡镇（街道）

抽查时间	抽查乡镇	工作负责人	医学体检				血红蛋白测定					备注
			体重测量方法是否正确（称重前是否校正仪器，是否去皮重）	体重秤称重是否准确（500mL水复核）	身长测量方法是否正确	是否有仪器维护记录	省级质控		采样方法是否正确	有无质量控制记录单和质控图	有无仪器维护记录	
							有无省级质控记录	省级质控结果是否合格				

注：总项数表示所检查表卡实际填写的项目数，录入错误数指录入直报系统的错误数和缺漏项数总和。

妇幼卫生工作督导记录表

督导时间：_____接受督导单位：_____

督导内容：_____

督导类别：□项目督导　□新筛督导　□妇幼信息督导　□健康教育督导　□其他专项督导

督导人员签字：

	姓名	工作单位及职务
组长		
组员		

现场考察机构和访谈人员情况

名称	市（州）级	县（市、区）级	乡镇级	村
机构名称				
人员数				

工作评估（从目标实现、组织管理、活动开展、经费保证、妇幼保健网络及技术服务情况进行评估）

突出的特点	

存在 的问 题及 建议	
接受 督导 单位 意见	（单位签章）

接受督导单位改进方案（根据督导组意见提出具体的改进方案）

（单位签章）

跟踪验证记录（督导组对接受督导单位改进情况的验证记录）

　　注：此表一式两份，接受督导单位一份，督导单位一份。

妇幼健康信息质量控制记录

督导时间：_____接受督导地区：_____

督导内容：_____督导组：_____

信息质量控制记录：

妇幼健康信息质量控制过程记录单

记录人：_____ 记录时间：_____

调查单位：_____

质控过程记录：

| |
| |

活产名单

(1. 年报　2. 计生　3. 计免　4. 监测　5. 公安)

_____年_____县_____乡_____村

儿童姓名	父亲姓名	母亲姓名	住址	出生日期	出生地点	其他

无活产名单的原因及活产数确定方法

	原因	如何确定辖区活产	备注
年报			
监测			
计生			
计免			
公安			

儿童死亡名单

（1. 年报 2. 计生 3. 计免 4. 监测 5. 公安）

_____年_____县_____乡_____村

儿童姓名	父亲姓名	母亲姓名	出生日期	死亡年龄	死亡日期	死亡地点	死因	备注

年报上报儿童死亡数与其他资料比较不一致的原因

	原因	备注
年报		
监测		
计生		
计免		
公安		

医疗机构 5 岁以下儿童死亡登记表

医院名称：_____   被调查乡或街道名称：_____

编号	病案号	儿童姓名	母亲姓名	父亲姓名	地址	电话	儿童性别			户籍所在地			出生日期	出生地点	出生孕周	出生体重	死亡日期	死亡年龄					死亡诊断
							男	女	性别不明	本市	本省外市	外省						月龄	7天内	新生儿	婴儿	5岁以下	

注：医疗机构一般为县医院、县妇幼保健院、所在乡卫生院，城市则为本县区最大的几个儿科综合/专科医院，数据收集范围为被调查乡（街道）5 岁以下死亡儿童。

医疗机构危重患儿随访登记表

医院名称：＿＿＿＿＿＿＿＿＿＿＿＿　　　被调查乡或街道名称：＿＿＿＿＿＿＿＿＿＿＿＿

编号	病案号	儿童姓名	母亲姓名	父亲姓名	地址	电话	儿童性别			户籍所在地			出生日期	出生地点	出生孕周	出生体重	入院日期	离院日期	出院诊断	去向	是否死亡		随访负责人
							男	女	性别不明	本市	本省外市	外省									是	否	

注：医疗机构一般为县医院、县妇幼保健院、所在乡卫生院，城市则为本县区最大的几个儿科综合/专科医院，数据收集范围为被调查乡（街道）医疗机构危重患儿。

新生儿7天内死亡记录表

医院名称：＿＿＿＿＿＿＿＿＿＿＿＿　　　被调查乡或街道名称：＿＿＿＿＿＿＿＿＿＿＿＿

编号	病案号	入院日期	姓名	地址	电话	户籍所在地			孕/产次	末次月经	预产期	建卡时间	初检孕周	产检次数	孕产期中重度贫血		高危情况		
						本市	本省外市	外省							是	否	评分	高危因素	高危管理

注：医疗机构一般为县医院、县妇幼保健院、所在乡卫生院，城市则为本县区最大的几个产科、新生儿科综合/专科医院，数据收集范围为被调查乡（街道）7天内死亡新生儿。

被年报漏报的5岁以下儿童死亡名单（死于上述医疗机构儿童）

_____市_____县区_____街道（乡）

儿童姓名	父亲姓名	母亲姓名	死亡年龄	死亡日期	死亡地点	死因	漏报原因

第四章 质量控制与统计技术

信息的质量是指所收集到的数据能够真实反映实际的程度。质量控制是指为了收集到真实可靠的数据而采取一系列措施。质量控制的目的在于控制数据收集过程中的各个环节,使其尽量接近真实,把误差和偏倚控制在其形成的早期并加以消除,同时使工作组织有序、高效,并节约人力、财力和物力。

第一节 质量控制的意义及分类

妇幼信息收集工作的核心是提供区域内妇幼发病、死亡、保健等信息,从而评价妇幼工作现状,评估区域资源配置情况,帮助建立优先的公共卫生策略,为妇幼政策、措施效果的评价提供参考。因此,妇幼信息收集过程中的质量控制是高质量妇幼数据的保障。任何数据的完整和准确都是相对而言的,没有质量控制体系,任何大规模的数据是不可能完整和准确的。从另一个角度来看,一组质量差的数据比没有数据更糟糕,质量差的数据可能会导致完全错误的结论,误导决策部门,使人们发现错误的优先干预方向和领域,甚至会制定错误的政策和措施。

一项完整的质量控制体系一般包括前期质量控制、过程中质量控制和后期质量控制。前期质量控制是指开展现场信息收集前,为了保证数据质量所采取的措施和方法,如制订实施方案、确定合适的数据收集方法、物资准备、人员培训等环节的质控措施和质控指标。过程中质量控制是指数据收集过程中所采取的措施和方法,包括工作过程中的组织管理、信息收集及报告、控制漏报等环节的质控措施和质控指标。后期质量控制是指当信息收集到后所采取的质控措施和方法,包括信息保存、数据审核、数据录入、数据清理和分析等环节的质控措施和质控指标。

一、前期质量控制

在一个完整的质量控制体系中，前期质量控制起到了关键的作用，直接决定了所收集的数据是否完整可靠。前期质量控制一般包括：

（一）研究方案的确定

开展妇幼信息收集工作前，第一步应该确定研究方案，是采取定性研究还是定量研究，是普查还是抽样调查，是采用问卷调查还是采集样本测量，是采用入户的方式调查还是集中调查等，都需要在开展实际工作之前确定下来，这也是质量控制中最重要的环节。研究方案确定以后，可以开展相关的预调查或根据实际情况做出相应的调整，使研究方法更加科学、可行。研究方案确定以后，还应该制订相应的质量控制方案，包含研究前、中、后期的质控措施，以保证数据质量。现场工作一旦开始，则应该严格按照方案执行，不能轻易更改。

（二）培训

培训是质控工作中确保每一步按照规范操作的前提。对参与工作的所有环节人员采用统一的方案和材料进行培训，以便使所有的操作标准化，减少人为产生的偏倚。

（三）明确职责分工

所有的现场工作均涉及各级各类人员，在开展现场工作之前要明确各级各类人员的职责，合理分工、互相配合，所有人员均按照各自的分工来执行，以确保每一个环节的工作质量。其中，质量监督人员必不可少，这类人员必须熟练掌握相关工作的技术和要求，明确研究执行过程中每一个环节的技术要点，在现场执行中随时发现问题，如有偏离及时纠正，以确保工作质量。

（四）资料及工具等前期准备

如现场工作中需要用到相关的资料、设备、工具、实验室器材、制剂等，应该按照方案确定的相关参数提前准备，以便使现场工作能够有序开展。

（五）抽样

如果要开展抽样调查，则根据确定的抽样方案确定调查对象，这也是监测工作的一个重要环节。抽样科学与否关系到整个调查结果的代表性，也是控制选择偏倚的重要措施。

二、过程中质量控制

研究实施过程中的质量控制是现场工作的关键一环，也是数据质量的决定因素。不管是妇幼工作数据的收集，还是流行病学相关研究的开展，执行过程中的质量控制是较难把握的部分。如婴儿死亡卡片的报告质量，对于根本死因的确定和填报，除了事先的培训，还应该有过程中的质量监督来保证获取数据的科学可靠。

（一）现场工作职责

现场执行过程中，必须严格按照方案的要求来进行每一步操作，统一方法，避免人为操作不当造成的偏倚。

（二）现场工作方式

现场工作过程中，尤其是入户或集中调查过程中，工作人员的方式、方法、语气、态度、举止等都能够影响到调查的结果。因此，工作人员应该由具有相关背景和丰富现场经验、经过培训合格的人员来担任，并采用统一的方法开展工作，以确保工作质量。

（三）现场操作记录

实施过程中的重要环节应该留下操作记录备查，以便发现问题及时改正，也便于事后备查。如果结束后发现问题，可以追溯源头，查出问题产生的原因。

（四）过程中的质量监督

研究执行过程中，应定期或不定期按照制订的质量监督计划执行质量控制。如监督员按照要求检查或审核收集到的数据，督导员按照计划抽查部分信息进行再次核实或调查等，并做好监督记录。

三、后期质量控制

现场数据收集工作结束并不意味着质量控制工作结束，得到数据后还需要大量的质控工作和措施来确保数据的质量。

（一）资料的收集保存

现场工作结束后，应该设有专人负责对收集的资料进行系统的整理和保存。

（二）信息的录入和处理

整理好的资料应当由相应的研究人员及时录入，并进行清理，检查数据是否符合要求、项目是否齐全，同时随时对数据库进行备份。

（三）资料的分析利用

资料的分析利用是质量控制的最后阶段。根据资料的类型、设计方案、研究目的选择合适的方法处理资料、分析资料并得出可靠的结论，是资料收集的最后目的。

第二节　妇幼卫生信息质量控制

妇幼卫生信息的收集应做到及时、准确、可靠、完整，只有这样才能真实客观地反映妇幼卫生工作的进展和现状，对妇幼卫生数据进行查漏补漏；得到真

实、可靠的妇幼卫生信息资料，获得准确、详细的漏报调查资料，得到每年漏报率，为妇幼卫生指标体系的校正提供参考；了解妇幼卫生信息质量；核实活产、死亡、住院分娩等妇幼卫生信息数据，客观评价妇幼卫生工作效果；了解妇幼卫生信息工作运行状况。通过现场调查及时、客观地发现实际工作中存在的问题并解决，为科学、客观地制定信息资料的管理制度和措施提供参考依据。

一、质控范围

由各级卫生行政部门牵头，妇幼保健机构具体实施，从相关妇幼保健机构、卫生行政部门抽调业务管理骨干、专家和技术骨干参加质控。一方面进行交叉检查，另一方面也让各兄弟单位相互学习，取长补短。首先，制订科学、严谨的质量控制现场操作方案，将所有参加质量控制的人员集中进行标准和方案的培训，统一方法、统一标准。

（一）乡镇级

乡镇卫生院/城市社区卫生服务中心利用每月例会或定期下村（居委会）收集出生、死亡、保健等各项数据与指标。乡镇卫生院/社区卫生服务中心每月随机抽取20%的村（居委会）核实原始资料的准确性及完整性，并填报妇幼卫生信息质量控制表。

（二）县区级

县区级妇幼保健院（站/所）负责指导乡镇（街道）、村（居委会）的各种原始记录的登记，正确收集、汇总各种原始表/卡/册。每季度随机抽取25%的乡中10%的村，核实原始资料的准确性、完整性，并填报妇幼卫生信息质量控制表。

（三）市（州）级

市（州）级妇幼保健院（所）负责本区域的技术咨询与指导，督促各级层层把好质量关。每半年抽查一次，每次随机抽取全部县区中的10%的乡中10%的村检查复核，并填报妇幼卫生信息质量控制表。

（四）省级

省级妇幼保健机构负责全面的技术指导，各种资料的审核、汇总、分析等工作，在卫健委妇幼处领导下制订全省的信息管理方案，负责基层的信息管理与信息系统的应用培训工作，同时，每年至少随机抽查本省全部监测县区的30%以上，其中城市监测点占1/3，农村监测点占2/3，每一监测县区抽查2或3个监测乡镇（街道），每一乡镇（街道）抽查2或3个居委会（村），并填报妇幼卫生信息质量控制表，将信息管理工作纳入妇幼卫生工作目标管理考核内容。

二、质控方法

检查妇幼保健院、乡卫生院及妇幼专干的表/卡/册等相关记录的完整性与正确性，核对季报表、年报表相关数据的上报数与实际数是否相符；核实两个系统管理和住院分娩数据；查看综合医院的急诊室、ICU、产科、儿科、病案室及出生缺陷监测医院相关内容；走访计生、疾病预防控制中心、公安派出所等单位，从中发现出生与死亡漏报线索。

（一）面对面法

1. 召开座谈会：召开当地知情人士、乡妇幼专干、村接生员、妇女主任、计生专干、防疫专干、乡村领导等的座谈会，是漏报调查获得第一手资料的重要手段。

2. 入户调查：随机抽取一个村十户家庭连续进行走访调查。

3. 重点走访：在田间地头、重点人群中进行非正式访谈了解情况。

（二）相互核对法

1. 临床医疗部门到所在地的地区医院、县医院、中医院、大的厂矿、部队医院、卫生院等。

（1）妇产科：查分娩登记本、剖宫产登记、孕产妇死亡登记本、危重患者抢救登记本、计划生育登记（上取环、人工流产、引产、结扎手术）、转诊登记、出院登记本、围产儿登记本等，抄录所有质控地区的孕产妇死亡、死胎、死产、新生儿死亡、"高危人群"病例（出生体重低于 1500 克、Apgar 评分低、双胎等）花名册（包括父亲和母亲姓名、住址等）及危重转院孕产妇名单，对于危重转诊、放弃治疗、自动出院等的孕产妇和儿童进行追查。出生缺陷无论出院时是否存活，都应进行追踪。

（2）儿科：查看出入院登记本、危重患者抢救登记本及死亡登记本、病重病危登记和（或）自动出院登记等，抄录所有质控地区的死亡、病情严重未愈（包括好转、放弃治疗或者自动出院）、先天性疾病、极低出生体重（尤其是年龄小、住院时间短）的 0～4 岁儿童名单。

（3）门急诊科或 ICU：查看急诊登记本、出诊登记本、危重患者抢救登记本、孕产妇保健手册、儿童保健手册、死亡证明存根等，抄录所有质控地区 0～4 岁死亡儿童及育龄妇女死亡名单。

（4）医务科、医院感染管理科：查看死亡登记及抢救登记、会诊登记、传染病报告登记、死亡证明存根等，抄录所有质控地区 0～4 岁死亡儿童及育龄妇女死亡名单。

（5）病案室：查找所有科室的质控地区育龄妇女死亡名单、5 岁以下儿童死亡名单。育龄妇女死亡查看病历，了解个人史中的月经史，以便确定是否为孕期

死亡的孕妇。根据妇产科抄录的死胎/死产花名册，查看母亲病历，了解分娩经过及Apgar评分，以便确定误诊为死胎/死产的新生儿死亡病例。查阅从妇产科、儿科、门急诊科或ICU、医务科、医院感染管理科抄录的死亡者及高危人群的病例，了解其父母姓名、电话及详细地址等。

2. 妇幼保健机构了解监测乡上报的原始数据、收集数据、上报途径，各种死亡登记册、死亡报告卡等，查看季报表、年报表、质控报表，核对孕产妇死亡、儿童死亡登记册，核对孕产妇死亡和5岁以下儿童死亡报告卡的完整性与正确性，查看新农合网络直报的报账记录和存根、死亡医学证明存根。

3. 疾病预防控制中心查询疾病监测信息报告系统死因登记报告中的孕产妇死亡、5岁以下儿童死亡、新生儿破伤风发病与死亡信息，查询育龄妇女传染病死亡和5岁以下儿童死亡信息，了解预防接种、当年活产和5岁以下儿童死亡信息。

4. 计生部门核对了解活产和5岁以下儿童死亡数情况，了解孕产妇死亡信息。

5. 农村合作医疗办公室查询医院住院活产及死亡线索、剖宫产。从"单病种"中可以查询破伤风等信息。乡镇卫生院/社区卫生服务中心查年报表、监测资料、质控报表，核对孕产妇系统管理登记册、7岁以下儿童保健管理登记册、5岁以下儿童死亡登记册、高危管理登记册，核查服务指标真实性，查出生花名册，与疾病预防、计生部门核对出生花名册，核实主要生命指标。村级妇幼保健人员核对孕产妇系统管理卡、产后访视卡、儿童预防接种卡、出生医学证明、活产、住院分娩、两个系统管理、孕产妇死亡、儿童死亡。公共事业部门到殡仪馆查育龄妇女死亡登记情况，到社会福利院查看5岁以下儿童死亡登记情况。

（三）社区动员法

1. 学校师生：通过学校师生了解他们周围的孕产妇死亡及5岁以下儿童死亡情况来发现漏报。

2. 幼儿园：到幼儿园通过查看登记和向幼儿及幼师了解情况核实5岁以下儿童死亡漏报情况。

三、质控内容

查看报表的完整性、正确性以及上报的及时性。在对妇幼卫生年报主要指标进行全面检查的基础上，重点核查生命指标、儿童和孕产妇保健服务指标、出生缺陷指标等，另外还要核查剖宫产和产前筛查等数据，了解和查看市、县级质量控制的次数、范围和内容，调查监测市、县5岁以下儿童死亡、孕产妇死亡、活产、死胎/死产、双胎及多胎、出生缺陷等上报情况，了解和查看妇幼卫生三级监测网的运行情况，了解和查看妇幼卫生信息收集、整理的各种规范和标准工具的使用情况，了解和查看利用计算机网络上报情况。

四、质量要求

质量要求：数字准确、逻辑合理、各级自查、上级审查、层层把关。

1. 完整率：100%。
2. 项目填写错误率：<1%。
3. 计算机录入错误率：<0.1%。
4. 死因错误率：<10%。
5. 诊断不明率：<5%。
6. 出生缺陷监测围产儿漏报率：<1%。
7. 出生缺陷儿漏报率：<1%。
8. 活产漏报率：<10%。
9. 5岁以下儿童死亡漏报率：<5%。
10. 孕产妇死亡不能漏报。

五、质控要求

（一）质控次数要求

乡级每月进行一次质量控制，县级每季度进行一次质量控制，市级和省级每半年进行一次质量控制。

（二）质控操作要求

在进行质量控制时，认真填写质量调查表，做好质量控制时的各项记录。对发现的孕产妇死亡漏报应现场明确姓名、漏报所在市州、死亡者归属的县区及死亡原因归类，并于1个工作周内将所有资料补充完整（如有特殊情况，可以委托当地市州配合协助完成），及时将原始和整理的资料全部交给负责收集资料的责任人；对发现的活产漏报须落实姓名、性别及所属县、乡；将上报数据出现上下级不一致，而又不能按质量控制要求进行相应归类的情况归属于错误上报。数据确定原则：就高不就低。对5岁以下儿童死亡漏报须落实姓名、性别、年龄及死亡原因归类。出生缺陷监测医院的围产儿数漏报须落实分娩时月份、产妇的年龄段、户口归属、围产儿性别，双胎以上者注明胎数。围产儿死亡漏报按死胎/死产及7天内死亡分别注明户口归属。

各质控小组按要求完整填写各类调查表格、补漏个案卡和汇总表，调查表格填写必须清晰明了，不能前后矛盾。各质控小组完成质控后一周内将调查表格及个案卡交保健部统一汇总。所有补漏数据不要重复上报。各质控小组尽可能将质量控制中发现的好的典型或存在的问题以灵活、适当的形式与当地一定范围内相关人员进行交流与反馈，必要时在全省范围内通报。质控结束后请认真做好汇总与分析工作，注意计算分城乡的漏报率。各组均要写好质控分析报告。

第三节　统计技术基本概念

　　在妇幼信息收集的质量控制中，无可避免地要用到统计技术，以科学、明确地表达结果和结论。为了明确统计技术，首先让我们来看看什么是统计学。在现实世界中，客观事物在数量上所表现出来的现象既受到本质规律的制约，又受到诸多偶然因素的影响，这就妨碍了我们对事物规律性的认识。统计学正是处理数据中变异和不确定性的一门科学和艺术。它透过具有偶然性的现象来探测和揭示那些令人困惑的医学问题的规律性，对不确定性的数据做出科学推断。它是认识客观世界的重要工具和手段。统计技术是解决实际问题的统计方法和技术的总称。统计方法是指统计技术中的具体方法，如方差分析是统计技术中的一种方法。

　　为了更好地理解和运用统计方法来解决妇幼工作中的问题，首先介绍一些统计学常用的基本概念。

一、总体和样本

　　总体就是所有同质观察单位某种观察值（即变量值）的全体，例如对于某地某年所有 5 岁以下儿童的身高，则观察对象是该地该年的 5 岁以下儿童，观察单位是每个 5 岁以下儿童，观察值是儿童的身高值，该地该年全部 5 岁以下儿童的身高就构成一个总体。很多时候我们要了解一个事物的特征，受现实条件的限制不能实现对总体的测量，这个时候就需要采取适当的方法从总体中抽取一部分对象进行测量，以此来推断总体的特征，此时抽取的这部分观察对象的集合就是样本。样本是总体中抽取部分观察单位的观测值的集合，如从该地该年所有 5 岁以下儿童中随机抽取 300 人，分别测得其身高值就组成样本。

　　注意：个体间的同质性是构成总体的必备条件，也是进行研究的基本前提。

二、参数和统计量

　　医学研究通常都想了解总体的某些数值特征，这些数值特征称为参数（parameter），如整个城市的儿童肥胖率。根据样本算得的某些数值特征称为统计量（statistic），如根据抽取的部分儿童的调查数据所算得的样本人群肥胖率。再根据样本统计量来估计总体参数，即通过样本儿童肥胖率来估计整个城市儿童的肥胖率。只有当样本代表了总体时，根据样本统计量所估计的总体参数才是准确的，因此，选

择样本的方法至关重要。我们一般采用客观的概率抽样方法选择样本。

三、变量及变量类型

变量（variable）是观测单位的某种特征或属性，变量的观测值就是所谓的变量值，有时也称数据或资料（data）。更准确地讲，数据或资料是由具有若干变量值的观测单位所组成的。调查某学校儿童的基本特征如年龄、性别、家庭人口数等，此时对应的变量就是年龄、性别、家庭人口数等。

变量通常包含定量变量和定性变量。定性变量是对事物的属性分类所得到的结果。如性别分为男性和女性，血型分为 A 型、B 型、O 型、AB 型，学历分为未正规上学、小学、初中、高中、大学、研究生。定量变量是使用自然或度量衡单位对事物进行计量的结果，其结果表现为具体的数值。如年龄、家庭人口数是具体的数值，所对应的变量是定量变量。

定量变量有连续和离散之分。身高是一个连续变量，它可以是合理范围内的任意数值，如 91cm、90.1cm 等，它一般有度量衡单位。而家庭人口数就是一个离散变量，不同家庭的人口数可相差 0、1、2 等，在这些值之间不可能取其他值。当然，一个定量变量要么是连续的，要么是离散的。定性变量则表现为互不相容的类别或属性，根据其取值特征又可以分为有序分类变量和无序分类变量。有序分类变量是指其取值的各类别之间存在着程度上的差别，给人以"半定量"的感觉，因此也称为等级变量，如学历；无序分类变量又可分为二项分类变量和多项分类变量。前者取值为相互对立的两类，如性别；后者取值为互不相容的多个类别，如血型。

统计分析方法的选择取决于变量类型、研究目的、设计类型等。当然，出于某些研究目的，各种类型变量间可以进行转换，如血压值为定量变量，可按照一定的临床标准将其转换为定性变量（高血压、正常血压和低血压）。这种变量的转换通常具有方向性，一般从定量到半定量，再到定性，但这种转换会损失一定的信息量。另一方面，为了对定性变量进行统计学处理，往往需要对其进行编码，例如性别的编码：男为 1，女为 0。

第四节　常用研究设计方法

一、定量研究

定量研究研究某种事物的数量特征和事物之间的数量关系，以及事物发生、发展全过程中的数量变化，以流行病学和统计学的理论及方法为主，是进行信息

收集和处理以及开展妇幼保健信息研究的重要方法之一。

（一）**定量调查方法**

1. 现况调查。

现况调查又称横断面调查（cross sectional study），是通过对某一地区、某些机构或某一群人已经发生情况的调查，了解所研究事物及相关因素的现状，是妇幼卫生研究中常用的调查方案，为制订项目目标、实施方案及进行项目评价提供基础资料。但是现况调查不能探讨研究事物与相关因素之间的因果关系。

现况调查的方法可以分为普查和抽样调查两种。普查是指在规定的时点对一个国家或地区的全部人口进行全面调查，并收集有关资料的一种方法。抽样调查即为在总体中抽取一部分样本进行研究。抽样调查方式灵活多样，且一个具有代表性、可靠性的样本可以很好地反映总体的情况，因此在实际工作中抽样调查的应用更为广泛。

现况调查在妇女保健中的用途主要包括：①了解特定时间妇女人群的健康状况，描述疾病或特征分布，发现高危人群；②进行疾病监测；描述健康状态的相关因素，建立病因假说；③衡量一个国家或地区的卫生水平；④对医疗卫生措施的效果进行评价。

2. 筛查。

筛查（screening）是大规模的人群预防性医疗行动，某项筛查是否值得开展，要看其是否符合简便、快速、准确的原则，而且还要考察其成本效益。筛查的目的是用快速的方法从外表健康的人群中发现疾病的可能患者，以便进一步确诊，达到早期治疗的目的，同时提供患病率资料。如果某类疾病筛查成本高，而且没有能够筛查出可疑病例，也不能延长生命或提高健康水平，则对于此类疾病一般不进行筛查。因此，在筛查工作开展前，一定要对其必要性、可行性和有效性进行全面衡量。

3. 病例对照研究。

病例对照研究（case－control study）又称回顾性研究（retrospective study），是通过历史资料或调查对象的回忆来收集资料，研究某事件影响因素的方法。病例对照研究按研究目的可分为探索性研究和检验性研究，前者的目的是广泛寻找可能的危险因素，而后者的目的是检验病因假说是否成立。

病例对照研究具有以下特点：①所需人力和经费较少，短期内可得到分析结果；②但不易克服回忆偏倚、抽样偏倚、时间顺序偏差等缺点，其结果对影响因素的确定有帮助，但不能说明研究事件与研究因素之间的因果关系。

4. 队列研究。

队列研究（cohort study）又称群组研究或前瞻性研究（prospective study），这种研究方法是将特定范围内的人群，按所研究的因素分为两个或多个亚组，其

中一组暴露于所研究的可疑致病因素，并可按照暴露程度分为多个亚组，另一组不暴露于该可疑因素的人群，称为对照组，然后对暴露群组和对照群组同时追踪观察一定时期，比较两组事件（如疾病、死亡等）发生的频率。

队列研究可以按照研究对象进入队列的时间分为前瞻性队列研究和历史性队列研究。前瞻性队列研究对象根据加入研究当时的暴露资料分组，然后对其观察随访一段时间后才能得到结局；而历史性队列研究对象的暴露资料是过去某一时间的，其结局也是从历史资料中获得的，研究所需时间一般较短。

队列研究具有以下特点：前瞻性队列研究比回顾性队列研究更直接、更有力地说明研究事件与研究因素之间的关系，此方法主要应用于检验疾病的病因假设和确定疾病的流行因素以及评价各种干预措施的效果。

（二）定量研究中的抽样方法

1. 单纯随机抽样。

单纯随机抽样（simple random sampling）对调查总体的所有观察单位编号，然后随机抽取部分观察单位组成样本。单纯随机抽样是最基本的随机抽样方法，是其他随机抽样方法的基础。

常用的单纯随机抽样方法有抽签和随机数字表法。前者是将总体中的每一个体做成签，充分混合后随机抽取若干个作为样本；后者是利用一种专门的数学用表即随机数字表选择组成样本的编号，当然也可以用计算机随机函数的功能产生随机数字，效果与使用随机数字表一样。

单纯随机抽样的优缺点：单纯随机抽样具有操作简单、计算统计指标和抽样误差也较简单的优点；但是，当总体数目较大时，由于抽样前要把所有研究对象编号，所以会出现工作量大、耗时长的缺点。此外，单纯随机抽样在组成总体的个体间差异不大时使用效果较好，在总体差异较大时误差较大。

2. 系统抽样。

系统抽样（systematic sampling）也称为机械抽样或等距抽样。其操作步骤：先将总体中的所有观察单位按顺序排列，然后机械地每隔若干个观察单位抽取 1 个单位组成样本。

系统抽样的优缺点：系统抽样操作简单，尤其在总体数量较大时比单纯随机抽样工作量小；而且如果观察单位均匀分布，系统抽样误差小于单纯随机抽样。缺点是当总体的分布有周期性时会产生明显的偏性。

3. 分层抽样。

分层抽样（stratified sampling）是按照某种特征把总体分成若干组（即在统计学上的层），然后在各层中随机抽取样本。有两种方法可以确定各层中样本数量的多少：一种是按比例分配，即各层样本数量的多少是根据总体中每一层观察单位的多少进行分配；另一种为最优分配，即同时按总体中每一层观察单位数量

的多少和标准差的大小分配各层的样本数量。

分层抽样的优缺点：当总体内部分层明显时，分层抽样能使样本的构成更接近总体，从而改善样本的代表性。分层抽样减少了层内的差异，使抽样误差更小。分层抽样最适用于层内差异小、层间差异大的总体。不同的层可以采用不同的抽样方法，而且对不同的层可进行单独考察，也可以进行不同层间的比较。缺点是在分层抽样前要求对总体中的各层有一定的了解，如果是按比例分配则需要知道各层的总体数量，最优分配则不仅要知道各层数量，还要知道各层标准差。在资料有限的情况下，这种抽样方法的应用受到限制。

4. 整群抽样。

整群抽样（cluster sampling）是先将总体划分成若干个"群"，每个"群"由一定的观察单位个体组成，然后在这些"群"中随机抽取部分"群"组成样本。

整群抽样的优缺点：整群抽样通过变换抽样单位减少了工作量，便于组织，节省人力、财力，尤其适用于大型调查。与分层抽样不同的是，整群抽样适合群间差异小、群内差异大的总体。如果群间差异大，则抽样误差就会变大。

二、定性研究

定性研究（qualitative study）是人类学、社会学领域中常用的研究方法。定性研究选取样本多采用目的性抽样的方法，研究结果不能用来推广总体。它所收集的资料一般是深入、详细、具体的定性资料，用来描述所要研究的社会现象等的特征。定性资料收集方法往往比定量资料收集方法更灵活，采用文字记录、录音、录像等多种手段，收集资料更多采用开放性问题，深层次了解研究对象的知识、态度、行为、动机和观点。对于研究所回答的问题，定性研究不同于定量研究，定量研究回答的是某种现象发生的频率或发生某种现象的原因，定性研究将数据按不同特征、主题词分类、整理和归纳。

（一）定性调查方法

1. 观察。

观察（observation）是人类认识周围世界的一个最基本的方法，也是从事科学研究的一个重要手段。观察不仅仅是人的感觉器官直观感知事物的一个过程，而且是人的大脑积极思考的过程。观察作为收集非语言行为的数据资料的主要技术，可以提供宝贵的非语言资料。

观察分为参与性观察和非参与性观察（亦称直接观察和间接观察）。参与性观察是指观察者与观察对象一起生活、工作，在密切的相互接触和直接体验中倾听和观看他们的言行。非参与性观察是指观察者不直接参与观察对象的日常生活和工作，观察者通常置身于观察世界之外，作为旁观者了解事情的发展动态。

应用观察法必须遵循的重要原则是观察者应尽量避免与观察对象有实质性接触。当观察对象知道自己的行为被观察时，行为动机常常受到影响，以致发生不符常规和本质的行为改变，这种现象称为反应性行为改变，它的发生将使观察者难以获得准确的结果。所以应用观察法首先要考虑减少和消除观察对象的反应性行为改变。常用的方法有两种：第一种方法是观察者长时间与观察对象居住生活或工作，让观察对象对观察者的活动习以为常，无行为戒备心理；第二种方法是不让观察对象知晓观察行动。第二种方法有时是难以做到的，尤其是对于需要长时间才能完成的观察研究。

2. 个人深入访谈。

个人深入访谈（individual in-depth interview）指调查员按照访谈提纲一对一询问受访者的意见和看法，询问的问题主要是探究性和开放性问题。通过访谈，研究者可以了解受访者的所思所想，包括他们的价值观念、情感感受和行为规范；了解受访者耳闻目睹的有关事实，并了解他们对某些事件的看法。个人深入访谈适用于复杂的访谈主题以及高度敏感的主题内容或地理分布比较分散的受访者。

访谈按结构可分为以下三种类型：

（1）结构型（或封闭型）访谈：研究者对访谈走向和步骤起主导作用，按照研究者事先设计好的、具有固定结构的统一问卷进行访谈。在这种访谈过程中，选择受访者的标准和方法、所提的问题、提问的顺序以及记录的方式都已经标准化，研究者对所有的受访者都按照同样的程序询问同样的问题。

（2）无结构型（开放型）访谈：与结构型访谈相反，访谈没有固定的访谈问题，研究者鼓励受访者用自己的语言表达自己的看法。其作用是了解受访者自己认为重要的问题、他们看待问题的角度、他们对意义的解释。

（3）半结构型（半开放型）访谈：研究者对访谈的结构具有一定的控制作用，同时也容许受访者积极参与。通常研究者事先准备粗线条的访谈提纲，访谈提纲主要作为提示，访谈者在提问的同时鼓励受访者提出自己的问题，并且根据访谈的具体内容进行灵活的调整。

3. 专题小组讨论。

专题小组讨论（focus group discussion）也称议题小组讨论或集体访谈，根据研究目的确定要讨论的内容，与会者在会议主持人的引导下，围绕每一个讨论主题进行讨论，讨论的内容由记录员现场记录，其目的是了解目标人群的态度、信仰、动机、看法。

专题小组讨论可以单独使用，也可以与其他定性或定量方法结合使用。一般来说，专题小组讨论在单独使用时，有以下用途：①用于探索新的研究领域；②根据研究者的观点提出研究假设，用于验证研究假设；③为设计定量调查问卷

提供重点调查项目；④找出并明确调查人群的知识、态度、信念、看法及行为动机；⑤为适宜的教育、信息和宣传材料提供素材；⑥了解对活动的反馈意见；⑦解释定量研究的结果。

（二）定性研究中的抽样方法

1. 极端或偏差型个案抽样。

选择研究现象中非常极端的、被一般人认为是"不寻常"的情况进行调查，获取有关信息。例如，在儿童呼吸道感染研究中，可以选择因呼吸道感染而死亡的案例，了解是什么原因导致的死亡。

2. 强度抽样。

强度抽样也称重点抽样，寻找对研究问题能提供丰富信息的案例。选取这样的案例可以更好地说明要研究的对象，但这些案例并不一定是非常极端或不寻常的。

3. 最大差异抽样。

被抽中的样本所产生的研究结果将最大限度地覆盖研究现象中各种不同的情况。如假设被研究的现象内部差异性很大，分别选取不同特征的对象进行研究，其目的是想了解不同特征的群体有哪些相同和不同的表现。

4. 同质型抽样。

把同种类型的个体或案例归为一类，然后对其进行研究。目的是对研究对象中某一类相同或相近的个案进行深入的探讨。如专题小组访谈采用的就是同质型抽样，把同种类型的个案归为一组，进行访谈。

5. 典型个案抽样。

选择研究对象中那些具有普遍性或一般性的个案，目的是了解研究现象的一般情况。

6. 分层目的型抽样。

研究者首先将研究现象按照一定的标准进行分层，然后在不同的层抽取一定数量的研究对象。其目的是了解不同层的情况，以便在不同层间进行比较，进而达到对总体异质性的了解。最大差异抽样与分层目的型抽样不同，前者主要是了解研究事物在不同情况下某一特点所呈现的相同点和不同点。

7. 效标抽样。

效标抽样也称标准抽样。研究者事先设定一个抽样标准或基本条件，然后选择所有符合这个标准或条件的个案进行研究。

8. 滚雪球。

滚雪球也称链锁式抽样，先通过一定的渠道找到1或2位知情人，再让他们提供其他可能提供丰富信息的人，其他人又可以提供一些知情人，这样可以从1或2位知情人入手，获得许多可以提供信息的人。该抽样的缺点是信息提供者可

能是同一类人，他们可能具有相同的特点和观点；另外，由于提供信息的人是熟人，他们之间有可能会碍于面子或出于对保密的担心而向研究者隐瞒实情。

9. 目的性随机抽样。

根据研究目的确定研究对象，有多个选择对象时，采用随机抽样的原则抽取样本。

10. 方便抽样。

由于受到当地实际情况的限制，抽样只能随研究者自己的方便进行。此种抽样方法可信度低，通常是在上述抽样方法无法使用时才不得不为之的权宜之计。

11. 综合式抽样

综合式抽样又称混合抽样，根据研究的实际情况结合使用上述的不同抽样方法选取研究对象，多种抽样技术混合使用，可以使研究者更全面地了解感兴趣的问题，增加研究的可靠性。

第五节　常用统计方法

日常工作中，需要对妇幼工作中收集到的数据进行统计分析。统计分析包括统计描述和统计推断两个方面的内容。统计描述就是对数据包含的信息加以整理、概括和浓缩，用适当的统计图表和统计指标来表达资料的特征或规律。由样本数据对未知的总体参数做出估计或比较称为统计推断，参数估计和假设检验是统计推断的两个重要领域。

一、统计描述

在对妇幼信息甚至流行病学相关信息的描述中，为了直观、美观、一目了然地展示数据结果，笔者建议使用生动活泼的统计图对变量进行统计描述；为了直观、准确、详细地展示数据结果，建议使用统计表对变量进行统计描述。在实际工作中具体选用哪种方式或哪种统计图/统计表来展示结果，还需结合实际情况具体分析，如数据类型、设计方案、数据展示给谁看、有什么用途、每种情况下可能选用的不同展示方式。下面举两个例子来具体说明。

例1：为了展示和比较 2010—2015 年某省人均期望寿命，使结果更直观地显示变化趋势，我们可以使用线图来展示结果（图 4-1）。

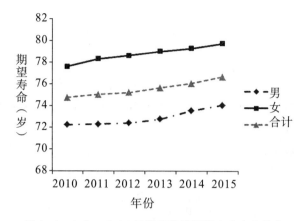

图 4-1 2010—2015 年某省人均期望寿命变化趋势

例 2：为了比较和展示某省 2010 年和 2015 年各类疾病死亡率和死亡构成，可应用统计表来表达结果（表 4-1）。

表 4-1 某省 2010 年与 2015 年各类疾病死亡情况比较

死因分类	2010 年		2015 年	
	死亡率（1/10 万）	构成比（%）	死亡率（1/10 万）	构成比（%）
感染性疾病、母婴及营养缺乏疾病	24.64	4.10	24.02	3.73
慢性非传染性疾病	522.84	87.03	566.22	88.00
伤害	48.71	8.11	50.73	7.88
死因诊断不明的疾病	4.60	0.76	2.48	0.39
合计	600.79	100.00	643.45	100.00

除了上述直观表达结果的统计图、统计表以外，为了更准确、详尽地了解数据特征，更专业地展示数据结果，还可以进一步使用均数、标准差等统计量对变量的集中趋势和离散程度进行描述。

（一）集中趋势的描述

集中趋势反映数据中变量值的中心位置或数据分布的中心，一般用均数、几何均数、中位数来表示。

1. 均数。

均数（mean）是算术均数（arithmetic mean）的简称，用于描述一组同质定量资料的平均水平。统计学中常用希腊字母 μ 表示总体均数，用 $\bar{X}$ 表示样本均数。

将所有的原始观察值直接相加后，再除以观察值的个数 n，即：

$$\overline{X} = \frac{X_1 + \cdots + X_n}{n} = \frac{\sum X}{n}$$

2. 几何均数。

有些资料的观察值之间呈倍数关系或近似倍数关系，如免疫反应的抗体滴度、血清凝集效价等，此时若计算均数则不能正确描述其集中位置，宜采用几何均数（geometric mean），样本几何均数用 G 表示。

利用对数运算的性质，可表达为原始观察值对数值的算术均数，再取反对数，即：

$$G = \lg^{-1}(\frac{\sum \lg X}{n})$$

lg 为常用对数，对数值应保留 4 位以上的小数，否则误差较大。

3. 中位数。

中位数（median）是一个位置指标，它是将一组观察值按顺序排列后位次居中的数值，因此，在全部观察值中，大于和小于中位数的观察值个数相等。样本中位数用 M 表示。

当 n 为奇数时：

$$M = X_{(\frac{n+1}{2})}$$

当 n 为偶数时：

$$M = \frac{\left[X_{(\frac{n}{2})} + X_{(\frac{n}{2}+1)} \right]}{2}$$

$X_{(\frac{n+1}{2})}$、$X_{(\frac{n}{2})}$、$X_{(\frac{n}{2}+1)}$ 为有序数列中相应位次上的观察值。

中位数的适用范围较广，不仅可用于任何分布的定量资料，还可用于开口资料（即无确切最大值或最小值的资料）。当数据分布对称时，理论上中位数等于算术平均数；当数据分布经对数转换后对称时，理论上中位数等于几何均数。但由于对中位数进行进一步统计处理的方法较少，故实际工作中对于能用算数均数或几何均数描述集中趋势的资料，应当尽量使用算术均数或几何均数。

（二）离散程度的描述

与集中趋势相对应，离散趋势反映各个变量值远离中心位置的程度，通常用标准差、四分位数间距等表示。

1. 极差和四分位数间距。

极差（range）也称全距，即全部数据中最大值与最小值之差，用符号 R 表示。极差大，说明变异程度大；反之说明变异程度小。极差是最简单但又较粗略的变异指标，可用于各种分布资料，但它只涉及两个极端值，没有利用全部数据的信息，不能反映组内其他观察值的变异。同时，由于样本含量较大时抽到极大值或极小值的可能性较大，R 也可能较大，故极差常用于描述单峰对称分布小

样本资料的离散程度，或用于初步了解资料的变异程度。当样本含量相差较大时，不宜用极差来比较资料的离散程度。

通过 P_{25}、P_{50}、P_{75} 这 3 个点将全部观察值等分为四部分，处于 P_{25} 和 P_{75} 分位点上的数值就是四分位数（quartile，简记为 Q）。下四分位数即第 25 百分位数，用 Q_L 表示，上四分位数即第 75 百分位数，用 Q_U 表示。四分位数间距（inter-quartile range）为上、下四分位数之间的差值，即 $Q_U - Q_L$。

2. 方差和标准差。

对于单峰对称分布资料，为了全面反映一组资料中每个观察值的变异情况，需要先寻找一个可供比较的标准，由于均数具有优良性质，所以选择均数作为一组单峰对称分布观察值的代表值，然后衡量每个观察值相对于均数的偏差，构造出综合描述资料离散程度的指标。样本方差用 S^2 表示：

$$S^2 = \frac{\sum (X - \overline{X})^2}{n-1} = \frac{\sum X^2 - \dfrac{(\sum X)^2}{n}}{n-1}$$

方差的单位是观察值单位的平方，在实际工作中使用不方便，为还原单位，将方差开平方即得到标准差（standard deviation）。样本标准差用 S 表示。

$$S = \sqrt{\frac{\sum (X - \overline{X})^2}{n-1}} = \sqrt{\frac{\sum X^2 - \dfrac{(\sum X)^2}{n}}{n-1}}$$

3. 变异系数。

变异系数被定义为标准差与算数均数之比，用 CV 表示。它表示相对于算数均数而言标准差的大小，即描述数据的变异相对于平均水平来说是大还是小。

$$CV = \frac{S}{\overline{X}} \times 100\%$$

变异系数常用于以下两种不同情形：①度量衡单位不同时多组资料的变异程度的比较；②均数相差悬殊时多组资料的变异程度的比较。

二、妇幼相关数据常用统计指标

（一）率

率是指某现象实际发生数与某时间点或某时间段可能发生该现象的观察单位总数之比，用以说明该现象发生的频率或强度。其取值在 0～1 之间，如常见的发病率、患病率、病死率、死亡率等指标，都属于率的范畴。计算公式为：

$$率 = \frac{同时期实际发生某现象的观察单位数}{某时期可能发生某现象的观察单位总数} \times K$$

式中，K 为比例基数，可以是 100%、1000‰、100000/10 万等。比例基数的选择主要根据习惯用法或使计算结果保留 1～2 位整数，以便阅读。

（二）构成比

构成比（proportion）即比例，是指事物内部某一组成部分观察单位数与同一事物各组成部分的观察单位总数之比，用以说明事物内部各组成部分所占的比重，常用百分数表示。各组成部分的构成比数值之和等于 1 或 100%。计算公式为：

$$构成比 = \frac{某一组成部分的观察单位数}{同一事物各组成部分的观察单位总数} \times 100\%$$

构成比有两个特点：①各组成部分的构成比之和为 100%；②某一部分所占比重增大，其他部分会相应减少。

（三）相对比

相对比又称为比（ratio），是两个有关联的指标的比值，这个指标一般用来说明一个指标是另一个指标的几倍或几分之几。如人口学研究中常用到的性别比以及流行病学中常用的相对危险度等都属于相对比。相对比的分子和分母可以是绝对数，也可以是相对数或平均数。计算公式为：

$$相对比 = \frac{甲指标}{乙指标}（或 \times 100\%）$$

在流行病学研究中，常用的相对危险度（RR）和比值比（OR）都属于相对比指标。相对危险度常用来度量暴露的危险度大小，一般是指暴露于某种危险因素的观察对象的发病危险度与低暴露或非暴露的观察对象的发病危险度之间的比值。其计算可用暴露与低暴露或非暴露于危险因素的累积发病率或发病密度（p）估计，计算公式为：

$$相对危险度（RR）= \frac{暴露组发病率（p_1）}{低暴露或非暴露组发病率（p_2）}$$

（四）年龄调整率（标化率）

两组不同人群之间的率的比较一般会受到年龄构成的影响，此时如果直接将两组人群的率进行比较，可能会产生错误的结论。如甲地老年人口的比例高于乙地，从某种疾病的发病粗率来看，甲地高于乙地，但是此时并不能说明甲地该种疾病的发病率就比乙地高，因为这种现象可能是由于甲地老年人口比例较大产生的。因此要比较这两个地方该种疾病的发病率，应先将两地的发病率用同一个标准人口进行标准化，以此来消除人口年龄构成对发病率的影响，从而得出正确的结论。标准化的目的是消除混杂因素的影响，通过选择同一参照标准，使算得的标准化率具有可比性。但标准化率并不代表真实水平，选择的标准不同，计算出的标准化率也不相同。因此标准化率仅适用于相互间的比较，实际水平应采用未标化率来反映。年龄调整率的计算有直接法和间接法。当已知被标化组的年龄别发病率/死亡率时，采用直接法计算标准化率；当无法得到被标化组的年龄别发病率/死亡率，只知道年龄别人口数和死亡总数时，则采用间接法计算年龄调整率。直接法的计算方法如下（表 4-2）：

表 4−2　计算标准化率

年龄组	标准人口数	被标化组		
		人口数	死亡数	死亡率
1	N_1	n_1	r_1	p_1
2	N_2	n_2	r_2	p_2
…	…	…	…	…
k	N_k	n_k	r_k	p_k
合计	N	n	r	p

当已知标准组年龄别人口数时：

$$p' = \frac{\sum N_i p_i}{N}$$

p' 为标准化率。$N_i p_i$ 为各年龄组的预期死亡数，是指用被标化组的年龄别死亡率 p_i 去预测在标准人口 N_i 中，可能会有多少人发生死亡。总的预期死亡数 $\sum N_i p_i$ 除以标准组总人口数 N 就得到标准化率。

当已知标准组年龄别人口构成比时：

$$p' = \sum (\frac{N_i}{N}) p_i$$

标准组的年龄构成比 $\frac{N_i}{N}$ 乘以被标化组的年龄别死亡率 p_i，称为分配死亡率。

分配死亡率的累计 $\sum (\frac{N_i}{N}) p_i$ 就是标准化率。

三、常用统计推断方法

（一）总体参数的估计

在现实的大多数调查或研究中，为了了解某种疾病或特征的现状，基于人力、财力、物力和数据质量的考虑，不可能对所有总体进行调查或研究，这时总是采用抽样调查的方式，以此计算出样本统计量，并最终通过统计推断的方式来获得总体参数，称为总体参数的估计。在抽样研究中，由于同质总体中的个体间存在差异，即个体变异，样本均数往往不等于总体均数。这种由个体变异产生的、随机抽样引起的样本统计量与总体参数间的差异称为抽样误差（sampling error）。在抽样研究中，抽样误差是不可避免的，但其大小可以通过样本统计量的抽样分布进行估计。

1. 置信区间与置信限。

由于抽样误差的存在，通过样本统计量来估计总体参数，为了使结果可信，

总体参数是在一个特定的范围之内，这个范围称为区间估计。区间估计是指按一定的概率（$1-\alpha$）估计总体参数所在的范围，这个范围称为参数的置信区间（confidence interval，CI）。置信区间一般是由置信限（confidence limit，CL）构成一个数值范围，较小的值称为下限，较大的值称为上限。严格来说，可信区间并不包括可信区间的上下限两个值，一般用圆括弧（）表示可信区间为开区间。

当用区间估计的方法估计总体参数时，我们看中该区间的准确度和精确度。一方面我们希望建立的置信区间能以很大的概率包含未知参数，另一方面又希望这个区间不能太宽，因为区间越宽说明估计的精确度越低。

准确度（accuracy）反映的是置信区间包含总体均数的概率，若单纯考虑准确度，当然（$1-\alpha$）越接近 1 越好。精确度或精密度（precision）反映的是置信区间的宽度，若单纯考虑精确度，当然置信区间越窄越好。综合起来考虑，我们一般取 95% 可信区间，这样准确度和精确度均可以接受。

可信区间的估计方法依赖于数据的特征和分布情况，在实际工作中，我们总是需要结合数据的特征和分布情况，采取不同的方法来估计参数的可信区间，由此获得我们需要了解的总体特征。

2. 标准误与标准差。

标准差（standard deviation，SD）是描述一个变量的所有观察值与均值的平均离散程度的指标，通常用 σ 表示，其计算公式为：

$$\sigma = \sqrt{\frac{\sum (X - \mu)^2}{N}}$$

而在实际应用中，总体均数 μ 通常是未知的，N 也往往比较大，或者总体内的个体有无限多个。因此，在抽样研究中是用样本标准差来估计总体标准差的，同时为了得到无偏差估计量，在求离均差平方和的均数时，分母不用样本含量 n，而用 $n-1$。其计算公式为：

$$S = \sqrt{\frac{\sum (X - \overline{X})^2}{n - 1}}$$

该式等价于：

$$S = \sqrt{\frac{\sum X^2 - \frac{(\sum X)^2}{n}}{n - 1}}$$

对频数表资料，样本标准差的计算公式为：

$$S = \sqrt{\frac{\sum X^2 - \frac{(\sum X)^2}{n}}{n - 1}}$$

其中，x_i 为组中值，f_i 为组段频数。

标准差是方差的算术平方根，所以标准差的量纲与原变量一致。对于量纲相同的变量，标准差大，说明观察值围绕均数分布较离散，均数的代表性差；反之，说明观察值多集中在均数周围，均数代表性好。

标准误（standard error，SE）是样本均数的标准差，又称样本均数的标准误。它反映样本均数的离散程度，也反映样本均数与相应的总体均数之间的抽样误差。标准误越大，表示抽样误差越大，样本均数的可靠性越小；反之，样本均数的可靠性就越大。其计算公式：

$$\sigma_X = \frac{\sigma}{\sqrt{n}}$$

而在实际中，总体标准差 σ 通常是未知的，一般用样本标准差来估计。因此，均数的标准误的估计值为：

$$S_X = \frac{S}{\sqrt{n}}$$

由以上公式可见，样本均数的标准误与标准差成正比，与样本含量 n 的平方根成反比。故在实际应用中，可通过增加样本含量 n 来减少均数的标准误，以达到减少抽样误差的目的。

标准差和标准误都是描述变异水平的指标，但是二者之间既有区别也有联系。区别：①标准差描述个体差异，而标准误描述抽样误差的大小，用于衡量样本指标对总体指标的代表性。②随着样本含量的增加，标准差趋向于某个稳定值，即样本标准差 S 越接近总体标准差 σ，而标准误与标准差成正比，与样本含量的平方根成反比，n 越大，标准误越小，样本均数越接近总体均数 μ。③标准差用于统计描述，表示一个变量的分散程度，当资料呈正态分布时，与均数结合可估计参考范围、计算变异系数等；而标准误用于统计推断，主要包括假设检验和参数估计，如样本均数的假设检验、参数的点估计与区间估计等。

联系：标准误是标准差的 $\frac{1}{\sqrt{n}}$，S_X 的大小可由 S 的大小来估计。在样本含量一定时，S 越大，S_X 也越大。另外，二者都是衡量样本变量随机性的指标，只是从不同角度反映误差。

（二）假设检验

由于抽样误差的存在，要比较两个样本来自的总体参数之间是否真的存在差异，单单比较两个样本统计量，一定会产生不科学的结论，将本来有差异的总体参数误判为没有差异，或者将本来没有差异的总体参数误判为有差异，从而误导决策。此时为了真实反映两个总体之间的实际情况，需要用到相应的统计方法来进行假设检验。一般步骤如下：

1. 建立假设和确定检验水准。

假设有两种：一种是检验假设，也称无效假设，记为 H_0；另一种是备择假设，记为 H_1。二者都是根据统计推断的目的而对总体特征作的假设。H_0 和 H_1 既有联系，又相互对立。例如，H_0 为山区成年女性血压总体均数（μ）与一般健康成年女性血压总体均数（μ_0）相等，即环境的变化对血压无影响，记为 H_0；H_1：$\mu \neq \mu_0$。

确定检验水准。检验水准符号为 α，通常取 0.05 或 0.01。检验水准指小概率的标准，在未获得样本结果前就需要确定，不受样本结果影响。

2. 选择检验方法和计算统计量。

根据资料的类型和统计推断目的，选用不同的检验方法。常用的假设检验方法有 t 检验、方差分析、卡方检验、秩和检验、直线回归、多元线性回归分析、Logistic 回归分析、Poisson 回归分析、多元分析如 Cox 比例风险回归分析等。

3. 确定 P 值。

P 值是在检验假设 H_0 成立的条件下，由抽样误差引起样本指标与已知总体指标出现现有差别以及更极端情况（大于或小于现有差别）的概率。当求得统计量后，一般可通过查阅有关统计用表获得 P 值的范围。

4. 推断结论。

按所定 α 水准，当 $P \leqslant \alpha$ 时，说明在 H_0 成立的假设下，样本指标与已知总体指标出现现有差别以及更极端情况是由抽样误差引起的可能性小于或等于给定的 α，是一个小概率事件，现有的样本信息不支持 H_0，则拒绝 H_0，接受 H_1，认为两总体均数差异有统计学意义。当 $P >$ 时 α，说明在 H_0 成立的假设下，样本指标与总体指标出现现有差别以及更极端情况是由抽样误差引起的可能性大于给定的 α，现有的样本信息支持 H_0，则接受 H_0，不能认为两总体均数有差别。

第六节　统计方法的选择和常用统计工具

目前可以应用于医学的统计方法很多，让人眼花缭乱、无从选择。因此，如何从众多的统计方法中选择恰当的方法来分析问题、解决问题，是掌握统计技术的关键所在。如何选择恰当的统计方法分析资料，是十分重要但也最为棘手的问题。

一、选择统计方法的基本思路

正确选择统计方法的基本思路和原则就是根据研究目的、设计类型、资料类

型、数据特征、对比组数、样本含量等加以综合判断，以选择最适合的统计方法。

（一）研究目的

研究目的是选择统计方法时首先需要考虑的问题。在目的不明确的情况下，所做的数据分析很可能是错误的或没有意义的。例如，对于一个定性资料如四格表资料，可以进行的统计分析或计算的统计量有 x^2 检验、Kappa 系数、OR 值、RR 值、灵敏度、特异度等。对于一个特定的资料，应该选择什么样的分析指标或者统计方法呢？这主要取决于研究目的以及相应的研究设计。一般来说，根据实际工作中遇到的问题，可以进行两组或几组之间率的比较，这时可以用 x^2 检验；可以分析两个或几个变量之间的关系，这时可以计算 Kappa 系数，进行相关分析或回归分析；可以分析暴露与结局之间的关联程度，这时可以计算 OR 值或 RR 值；可以分析诊断实验的效率，这时应该计算灵敏度和特异度。

（二）设计类型

研究设计的类型是决定统计方法的重要因素。流行病学研究一般分为观察性研究和实验性研究两种类型。观察性研究一般可以当作完全随机设计类型；实验性研究常见的设计类型有两种，一种是完全随机设计，另一种是配对设计或配伍组设计。如果一项研究的设计类型是完全随机设计，根据定量或定性资料可以选择的统计方法有两样本 t 检验、单因素（完全随机设计）方差分析、x^2 检验以及秩和检验（两样本 Wilcoxon 或多样本 Kruskal−Wallis 秩和检验）等。如果一项研究的设计类型是配对或配伍组设计，则应该选择的统计方法是配对 t 检验、配伍组设计的方差分析、配对 x^2 检验以及配对（Wilcoxon 符号秩和检验）或配伍组设计的秩和检验（Friedman 秩和检验）等。

（三）资料类型

对同一设计类型、研究目的的数据，这么多方法又该选择哪一种？这时还应该考虑的因素是资料类型。资料类型是选择统计方法的另一个重要因素。对于定量资料的分析，可以选择 t 检验、方差分析或秩和检验等；对于定性资料的分析，则可以选择二项分布或 Poisson 分布的 Z 检验、x^2 检验等；对于有序资料，则一般采用秩和检验进行分析。

（四）数据特征

就算两组资料的设计方法、研究目的、资料类型都相同，但是数据特征不同，此时还是有多种统计方法可以选择，因此数据特征是统计方法适用条件的重要方面，这在选择方法时须仔细加以考察。根据是否以特定的总体分布为前提，统计方法分为参数检验和非参数检验两大类。对于特定数据的分析，能够用参数检验时尽量用参数检验。很多统计方法都是以特定的数据特征或总体分布为前提的，如 t 检验和方差分析通常要求数据服从正态分布和方差齐性，如果服从该条

件或经变量变换后服从该条件，则采用参数检验方法，否则采用秩和检验这类非参数检验方法。因此，在实际的统计分析中，选择何种统计方法，还应该考虑数据特征。

（五）对比组数

当不同组别之间的特征进行比较时，除了考虑上述几个方面，对比的组数也是考虑因素之一。对于单组检验，即一个样本均数或率与总体均数或率的比较，可分别采用样本与总体均数比较的 t 检验、二项分布和正态分布原理进行分析。多组均数的比较、多组等级资料的比较，可分别采用方差分析、Kruskal-Wallis 秩和检验或 Friedman 秩和检验。多组率或构成比的比较，可采用 $R \times C$ 表 x^2 检验。

（六）样本含量

样本含量在统计学中是一个十分重要的概念，直接决定了统计结果的可靠程度和检验效能。在很多实验研究中，当设计的样本量太小时，无论选择何种统计方法都不可能得到可靠的结果，也由于检验效能不够而不太容易检验出本来有差异的组间结果。同时，不同的样本含量也会选择不同的统计方法。如样本率与总体率的比较：当样本量较小时可采用直接计算概率的方法，如基于二项分布的确切概率法，如果是四格表资料则采用 Fisher 确切概率法或校正 x^2 检验；当样本量足够时则应该使用 t 检验、x^2 检验等。

循着上述基本思路进行综合判断，对于一个特定的资料，选择恰当的统计方法并非一件十分困难的事情。当然，在科研工作中，遇到的实际问题可能并非如此简单和机械，须结合专业问题和所要分析的具体内容加以综合考虑和仔细判断，有时需对各种统计方法加以综合运用。

二、多变量分析

在实际数据分析中，还经常会用到多变量分析方法，多变量分析方法是研究多个随机变量之间相互关系及规律性的统计方法。在流行病学及临床医学的相关研究中，多涉及多个变量，且变量之间存在一定的联系。如果此时将多个变量分开进行分析，则忽略了各变量之间存在的相互关系，会丢失许多样本信息，从而使分析结果难以客观全面地反映实际情况，甚至产生错误的结论。例如，要分析几种暴露因素与结局变量之间的关系时，就可以用到多元线性回归分析、Logistic 回归分析等多元分析方法；当需要将一大类数据按照某些特征进行分类或判断时，可以用到因子分析、聚类分析、判别分析等方法；当反应变量还需考虑时间特征时，则可以用时间序列模型、Cox 比例风险回归分析等。

在流行病及相关研究中，常用的多变量统计方法有多变量方差分析、多重线性回归分析、多重 Logistic 回归分析、Poisson 回归分析、对数线性模型分析、

Cox 比例风险回归分析、聚类分析、判别分析、典型相关分析、路径分析、主成分分析、探索性因子分析、证实性因子分析、结构方程模型分析等。除此之外，还有很多多元分析方法和模型可以选择，每种方法的具体适用条件和用法可参考其他专业统计书籍。此处介绍最常用到的多重线性回归分析和 Logistic 回归分析。

（一）多重线性回归分析

假定因变量 y 与自变量 x_1，x_2，$\cdots$，x_m 间存在如下关系：

$$y = \beta_0 + \beta_1 x_1 + \beta_2 x_2 + \cdots + \beta_m x_m + \varepsilon$$

式中，β_0 是常数项，β_1，β_2，$\cdots$，β_m 称为偏回归系数（partial regression coefficient）。β_i（$i=1$，2，$\cdots$，m）的含义为在其他自变量保持不变的条件下，自变量 x_i 每改变一个单位时，因变量 y 的平均改变量。ε 为随机误差，又称残差（residual），它表示 y 的变异中不能由自变量 x_i（$i=1$，2，$\cdots$，m）解释的部分。多重线性回归分析中，参数的估计方法有最小二乘法（least square estimate，LSE）和极大似然法（maximum likelihood estimate，MLE）两种，实际分析中根据情况来选择。

多重线性回归分析要求因变量必须是连续型定量变量，且服从正态分布；自变量可以是连续型定量变量，也可以是分类变量；同时还应满足以下条件：①y 与 x_1，x_2，$\cdots$，x_m 之间具有线性关系；②各观测值 y_j（$j=1$，2，$\cdots$，n）之间相互独立，它等价于残差 ε，且 m 个自变量与残差 ε 之间相互独立；③对于任意一组自变量 x_1，x_2，$\cdots$，x_m，因变量 y 均服从正态分布且方差齐，它等价于残差 ε，服从均数为 0、方差为 σ^2 的正态分布；④m 个自变量之间不存在多重共线性。

（二）Logistic 回归分析

Logistic 回归分析属于非线性回归分析，它是研究因变量为二项分类或多项分类结果与某些影响因素之间关系的一种多重回归分析方法。

设因变量 y 是二分类变量，其取值为 $y=1$ 或 $y=0$，影响 y 取值的 m 个自变量分别为 x_1，x_2，$\cdots$，x_m。在 m 个自变量（即暴露因素）作用下，$y=1$ 发生的条件概率 $P=P$（$y=1 | x_1$，x_2，$\cdots$，x_m），则 Logistic 回归模型可表示为：

$$P = \frac{\exp(\beta_0 + \beta_1 x_1 + \beta_2 x_2 + \cdots + \beta_m x_m)}{1 + \exp(\beta_0 + \beta_1 x_1 + \beta_2 x_2 + \cdots + \beta_m x_m)}$$

式中，β_0 为常数项，β_1，β_2，$\cdots$，β_m 为偏回归系数。

对上述方程做 logit 变换，即 logit（P）$= \ln \dfrac{P}{1-P}$，则 Logistic 回归模型可以表示成如下的线性形式：

$$\ln\left(\frac{P}{1-P}\right) = \beta_0 + \beta_1 x_1 + \beta_2 x_2 + \cdots + \beta_m x_m$$

偏回归系数 β_j（$j=1$，2，$\cdots$，m）表示在其他自变量固定的条件下，第 j 个自变量每改变一个单位时 logit（P）的平均改变量。它与比数比（优势比）有对应关系。Logistic 回归分析的偏回归系数的估计常采用极大似然方法。

（三）统计工具

在现实数据的统计分析中，不管应用什么样的方法，要实现统计分析必须用到相应的统计软件。在日常应用中，经常使用的软件有 SPSS、SAS、Stata 等，还有其他专门应用于相应统计方法的软件，如 MLWin、Liseral、AMOS 等。各位专业人士可以根据自己的需要选择。

第五章　常用质量控制指标

第一节　反映妇幼保健服务能力的指标

一、妇幼保健机构服务能力

（一）人力资源情况

1. 妇幼保健机构中各类职工人数占职工总人数比例是指该地区统计年度内各级妇幼保健机构中各类职工人数（卫生技术人员、其他技术人员、行政管理人员、工勤人员）占职工总人数的比例。其计算公式为：

$$各类职工人数占职工总人数比例 = \frac{各类职工人数}{职工总人数} \times 100\%$$

1995 年我国妇幼保健机构评审标准：省级妇幼保健机构卫生技术人员占职工总数的比例不低于 75%，地市级、县区级妇幼保健机构不低于 80%。

2. 妇幼保健机构中各类卫生技术人员构成比是指该地区统计年度内各级妇幼保健机构中各类卫生技术人员人数（执业医师、助理医师、注册护士、药剂师、检验及影像师/士、其他卫生技术人员）分别占卫生技术人员总人数的比例。卫生技术人员不包括从事管理工作的卫生技术人员（如院长、副院长、党委书记等）。其计算公式为：

$$各类卫生技术人员构成比 = \frac{各类卫生技术人员人数}{卫生技术人员总人数} \times 100\%$$

各级妇幼保健机构卫生技术人员均以执业医师、注册护士为主。

3. 妇幼保健机构中医护比是指该地区统计年度内各级妇幼保健机构中医生与护士之比。其计算公式为：

$$医护比 = 1 : \frac{年末注册护士总人数}{年末执业（助理）医师总人数}$$

4. 妇幼保健机构不同学历卫生技术人员构成比是指该地区统计年度内各级妇幼保健机构中不同学历（硕士及以上、学士/本科、大专及以下）卫生技术人

员人数占卫生技术人员总人数的比例。其计算公式为：

$$不同学历卫生技术人员构成比=\frac{不同学历卫生技术人员人数}{卫生技术人员总人数}\times100\%$$

5. 妇幼保健机构各专业卫生技术人员职称构成比是指该地区统计年度内各级妇幼保健机构中各专业卫生技术人员职称（副高及以上、中级、初级、其他）人数占卫生技术人员总人数的比例。其计算公式为：

$$各专业卫生技术人员职称构成比=\frac{各专业卫生技术人员职称人数}{卫生技术人员总人数}\times100\%$$

（二）万元以上设备拥有情况

万元以上设备拥有构成比是指该地区统计年度内各级妇幼保健机构万元以上设备拥有数量占设备总数量的比例。其计算公式为：

$$万元以上设备拥有构成比=\frac{万元以上设备拥有数量}{设备总数量}\times100\%$$

（三）服务提供情况

1. 门急诊服务年诊疗人次构成比是指该地区统计年度内提供住院服务的各级妇幼保健机构门急诊（妇女保健门诊、妇产科门诊、儿童保健门诊、儿科门诊、其他门急诊）服务年诊疗人次占年门急诊总人次的比例。其计算公式如下：

$$门急诊服务年诊疗人次构成比=\frac{门急诊服务年诊疗人次}{年门急诊总人次}\times100\%$$

2. 病床使用率是指报告期内各级妇幼保健机构实际占用总床日数（指统计年度内医院各科每日夜晚12点开放病床数总和，不论该床是否被患者占用，都应计算在内）与同期实际开放总床日数的比例。其计算公式如下：

$$病床使用率=\frac{报告期内实际占用总床日数}{同期实际开放总床日数}\times100\%$$

3. 平均开放病床数指报告期内实际开放总床日数与日历天数之比，反映医院实有病床数的开放程度。其计算公式为：

$$平均开放病床数=\frac{报告期内实际开放总床日数}{报告期内日历天数}$$

4. 年住院率是指医疗保健机构年内入院人数与同年末常住人口数之比。其计算公式如下：

$$年住院率=\frac{年内入院人数}{同年末常住人口数}\times100\%$$

二、辖区妇幼保健服务能力

1. 每千人口卫生技术人员数：该地区统计年度内年末卫生技术人员数与年末常住人口数之比，常用千分率表示。其计算公式如下：

$$每千人口卫生技术人员数=\frac{统计年度内年末卫生技术人员数}{年末常住人口数}\times1000‰$$

2. 每万人口公共卫生人员数指该地区统计年度内年末公共卫生人员数与年末常住人口数之比，常用万分率表示。其计算公式为：

$$每万人口公共卫生人员数=\frac{统计年度内年末公共卫生人员数}{年末常住人口数}\times10000/万$$

3. 公共卫生支出占总支出比例是指该地区统计年度内基层医疗卫生机构公共卫生支出与医疗卫生机构总支出之比。其计算公式如下：

$$公共卫生支出占总支出比例=\frac{统计年度内基层医疗卫生机构公共卫生支出}{医疗卫生机构总支出}\times100\%$$

第二节　反映妇幼保健服务水平的指标[①]

一、孕早期检查

产妇孕早期产前检查人数指该地区统计年度内孕 13 周内（不满 13 周）接受产前检查的产妇人数。孕早期检查率的计算公式为：

$$产妇孕早期检查率=\frac{该年该地区产妇孕早期产前检查人数}{该年该地区活产数}\times100\%$$

二、产前检查

1. 产妇产前检查人数指该地区统计年度内接受过一次及以上产前检查的产妇人数（仅做妊娠试验的初次检查、因临产入院进行的产前检查不计算在内）。产妇产前检查率的计算公式为：

$$产妇产前检查率=\frac{该年该地区产妇产前检查人数}{该年该地区活产数}\times100\%$$

2. 产妇孕产期贫血人数指该地区统计年度内孕期和产后 42 天内至少一次检查发现患有贫血的产妇人数。贫血的诊断标准为血红蛋白含量小于 110 克/升。产妇孕产期贫血患病率的计算公式为：

$$产妇孕产期贫血患病率=\frac{该年该地区产妇孕产期贫血人数}{该年该地区产妇孕产期血红蛋白检测人数}\times100\%$$

3. 产妇艾滋病病毒检测人数指该地区统计年度内孕期至产时接受过一次及

① 本节公式来源于《关于印发全国卫生资源与医疗服务等五项调查制度的通知》国卫办规划函（2018）388 号。

以上艾滋病病毒抗体检测的产妇人数。接受过多次检测的按一人统计。产妇艾滋病病毒检测率的计算公式为：

$$产妇艾滋病病毒检测率 = \frac{该年该地区产妇艾滋病病毒检测人数}{该年该地区产妇数} \times 100\%$$

4. 孕产妇艾滋病病毒感染人数指该地区统计年度内孕期至产时接受艾滋病病毒抗体检测的孕产妇中艾滋病病毒抗体确证试验阳性的人数（注：孕产妇艾滋病病毒感染人数包括孕期至产时艾滋病病毒抗体确证试验阳性的产妇人数，以及孕期艾滋病病毒抗体确证试验阳性的在孕28周前终止妊娠或失访的孕妇人数）。孕产妇艾滋病病毒感染率的计算公式为：

$$孕产妇艾滋病病毒感染率 = \frac{该年该地区孕产妇艾滋病病毒感染人数}{该年该地区孕产妇艾滋病病毒检测人数} \times 100\%$$

5. 产妇梅毒检测人数指该地区统计年度内孕期至产时接受过一次及以上梅毒检测的产妇人数。接受过多次检测的按一人统计。产妇梅毒检测率的计算公式为：

$$产妇梅毒检测率 = \frac{该年该地区产妇梅毒检测人数}{该年该地区产妇数} \times 100\%$$

6. 产妇梅毒感染人数指该地区统计年度内接受梅毒检测的产妇中确诊为感染梅毒的人数。诊断标准：梅毒螺旋体抗原血清学试验（TPHA/TPPA/ELISA）和非梅毒螺旋体抗原血清学试验（RPR/TRUST）均为阳性。产妇梅毒感染率的计算公式为：

$$产妇梅毒感染率 = \frac{该年该地区产妇梅毒感染人数}{该年该地区产妇梅毒检测人数} \times 100\%$$

7. 产妇乙肝表面抗原检测人数指该地区统计年度内孕期至产时接受过一次及以上乙肝表面抗原检测的产妇人数。接受过多次检测的按一人统计。产妇乙肝表面抗原检测率的计算公式为：

$$产妇乙肝表面抗原检测率 = \frac{该年该地区产妇乙肝表面抗原检测人数}{该年该地区产妇数} \times 100\%$$

8. 产妇乙肝表面抗原阳性人数指该地区统计年度内接受乙肝表面抗原检测的产妇中乙肝表面抗原阳性的人数。产妇乙肝表面抗原阳性率的计算公式为：

$$产妇乙肝表面抗原阳性率 = \frac{该年该地区产妇乙肝表面抗原阳性人数}{该年该地区产妇乙肝表面抗原检测人数} \times 100\%$$

9. 孕产妇产前筛查人数指该地区统计年度内，在孕早期和孕中期（孕7～20周）用血清学方法对胎儿进行唐氏综合征（21-三体综合征）、18-三体综合征和神经管畸形这三种先天性缺陷和遗传性疾病筛查的孕产妇人数。进行过多次筛查者按一人统计，暂不包括超声学筛查。孕产妇产前筛查率的计算公式为：

$$孕产妇产前筛查率 = \frac{该年该地区产前筛查人数}{该年该地区产妇数} \times 100\%$$

10. 孕产妇产前筛查高危人数指该地区统计年度内接受产前血清学筛查的孕产妇中筛出高危的人数，暂不包括超声学筛查出可疑胎儿畸形的孕产妇人数。孕产妇产前筛查高危百分比的计算公式为：

$$孕产妇产前筛查高危百分比 = \frac{该年该地区孕产妇产前筛查高危人数}{该年该地区孕产妇产前筛查人数} \times 100\%$$

11. 孕产妇产前诊断人数指该地区统计年度内由所属省、自治区、直辖市卫生行政部门审查批准的具有产前诊断资质的医疗保健机构对胎儿进行先天性缺陷和（或）遗传性疾病诊断的孕产妇人数。产前诊断包括超声诊断、细胞遗传学诊断和分子遗传学诊断（不包括只做遗传咨询者）。孕产妇产前诊断率的计算公式为：

$$孕产妇产前诊断率 = \frac{该年该地区孕产妇产前诊断人数}{该年该地区孕产妇数} \times 100\%$$

12. 孕产妇产前诊断确诊人数指该地区统计年度内接受产前诊断的孕产妇中确诊先天性缺陷和（或）遗传性疾病的人数。孕产妇产前诊断确诊率的计算公式为：

$$孕产妇产前诊断确诊率 = \frac{该年该地区孕产妇产前诊断确诊人数}{该年该地区孕产妇产前诊断人数} \times 100\%$$

三、产后访视

产妇产后访视人数指该地区统计年度内产后 28 天内接受过一次及以上产后访视的产妇人数。产妇产后访视率的计算公式为：

$$产妇产后访视率 = \frac{该年该地区产妇产后访视人数}{该年该地区活产数} \times 100\%$$

四、孕产妇系统管理

孕产妇系统管理人数指该地区统计年度内按系统管理程序要求，从妊娠至产后 28 天内有过孕早期产前检查、至少 5 次产前检查、新法接生和产后访视的人数。孕产妇系统管理率的计算公式为：

$$孕产妇系统管理率 = \frac{该年该地区孕产妇系统管理人数}{该年该地区活产数} \times 100\%$$

五、住院分娩

住院分娩活产数指该地区统计年度内在取得助产技术资质的机构分娩的活产数。住院分娩率的计算公式为：

$$住院分娩率 = \frac{该年该地区住院分娩活产数}{该年该地区活产数} \times 100\%$$

六、剖宫产

剖宫产活产数指该地区统计年度内采用剖宫产手术分娩的活产数。剖宫产率的计算公式为：

$$剖宫产率=\frac{该年该地区剖宫产活产数}{该年该地区活产数}\times100\%$$

七、婚前医学检查

1. 婚前医学检查人数指该统计年度内本地区对准备结婚的男女双方进行结婚和生育相关疾病的医学检查人数（即按照《婚前保健工作规范》要求进行了婚前医学检查的人数）。婚前医学检查率的计算公式为：

$$婚前医学检查率=\frac{该统计年度内本地区婚前医学检查人数}{该统计年度内本地区结婚登记人数}\times100\%$$

2. 婚前卫生咨询人数指由婚检医师针对医学检查结果发现的异常情况以及服务对象提出的具体问题进行解答、交换意见、提供信息，在知情的基础上做出适宜决定的人数。婚前卫生咨询率的计算公式为：

$$婚前卫生咨询率=\frac{该统计年度内本地区婚前卫生咨询人数}{该统计年度内本地区结婚登记人数}\times100\%$$

3. 检出疾病人数指检出对婚育有影响、医学上已明确诊断的疾病的人数。如果一人同时检出两种或以上疾病，按一人计算。检出疾病率的计算公式为：

$$检出疾病率=\frac{该统计年度内本地区检出疾病人数}{该统计年度内本地区婚前医学检查人数}\times100\%$$

4. 指定传染病人数指患《中华人民共和国传染病防治法》中规定的艾滋病、淋病、梅毒以及医学上认为影响结婚和生育的其他传染病的人数。

其中，性传播疾病人数指指定传染病人数中的性传播疾病人数，不包括乙肝患者。指定传染病占检出疾病百分比、性传播疾病占指定传染病百分比的计算公式为：

$$指定传染病占检出疾病百分比=\frac{该统计年度内本地区指定传染病人数}{该统计年度内本地区检出疾病人数}\times100\%$$

$$性传播疾病占指定传染病百分比=\frac{该统计年度内本地区性传播疾病人数}{该统计年度内本地区指定传染病人数}\times100\%$$

5. 严重遗传性疾病是指由于遗传因素，患者全部或部分丧失自主生活能力，子代再现风险高，医学上认为不宜生育的疾病。

严重遗传性疾病有先天性智力低下、特纳综合征（先天性卵巢发育不全）、克氏综合征（先天性睾丸发育不全）、真假两性畸形、成骨发育不全、双眼视网膜母细胞瘤、双眼先天性无虹膜、双眼视网膜色素变性、遗传性先天性聋哑、唐氏综合征（21－三体综合征）等。严重遗传性疾病占检出疾病百分比的计算公式为：

$$严重遗传性疾病占检出疾病百分比=\frac{该统计年度内本地区严重遗传性疾病人数}{该统计年度内本地区检出疾病人数}\times100\%$$

6. 对影响婚育疾病的医学意见人数指医生向接受婚前医学检查的当事人提出医学上认为不宜结婚、不宜生育、暂缓结婚或尊重受检者意愿的意见人数。对影响婚育疾病的医学意见人数占婚前医学检查人数百分比的计算公式为：

$$对影响婚育疾病的医学意见人数占婚前医学检查人数百分比$$
$$=\frac{该统计年度内本地区对影响婚育疾病的医学意见人数}{该统计年度内本地区婚前医学检查人数}\times100\%$$

八、妇女病普查

妇女病普查人数是指按照计划进行妇女病普查的 20～64 岁妇女人数。

1. 应查人数指该地区统计年度内按照计划应进行筛查的 20～64 岁户籍妇女人数，即该地区统计年度内 20～64 岁户籍妇女人数除以该地区要求的妇女常见病筛查周期（例如：本地区的 20～64 岁户籍妇女每三年接受一次筛查，则周期为 3）。

实查人数指该地区统计年度内实际进行妇女常见病筛查的 20～64 岁户籍妇女人数（不包括因疾病到妇科门诊就诊的人数）。妇女常见病筛查率的计算公式为：

$$妇女常见病筛查率=\frac{该统计年度内本地区实查人数}{该统计年度内本地区应查人数}\times100\%$$

2. 妇女常见病患病人数指该地区统计年度内进行妇女常见病筛查时查出的患生殖系统疾病和乳腺疾病的人数（如一人患两种疾病按一人统计）。妇女常见病患病率的计算公式为：

$$妇女常见病患病率=\frac{该统计年度内本地区妇女常见病患病总人数}{该统计年度内本地区卵巢癌筛查人数}\times100\%$$

3. 阴道炎、急性子宫颈炎、尖锐湿疣、子宫肌瘤、宫颈癌、乳腺癌、卵巢癌患病人数：根据病史、临床表现、实验室检查、病理诊断确诊的患病人数。其患病率计算公式分别如下：

$$阴道炎患病率=\frac{该统计年度内本地区阴道炎患病人数}{该统计年度内本地区实查人数}\times100\%$$

$$急性子宫颈炎患病率=\frac{该统计年度内本地区急性子宫颈炎患病人数}{该统计年度内本地区实查人数}\times100\%$$

$$尖锐湿疣患病率=\frac{该统计年度内本地区尖锐湿疣患病人数}{该统计年度内本地区实查人数}\times100\%$$

$$子宫肌瘤患病率=\frac{该统计年度内本地区子宫肌瘤患病人数}{该统计年度内本地区实查人数}\times100\%$$

$$宫颈癌患病率=\frac{该统计年度内本地区宫颈癌患病人数}{该统计年度内本地区宫颈癌筛查人数}\times100000/10万$$

$$乳腺癌患病率 = \frac{该统计年度内本地区乳腺癌患病人数}{该统计年度内本地区乳腺癌筛查人数} \times 100000/10\ 万$$

$$卵巢癌患病率 = \frac{该统计年度内本地区卵巢癌患病人数}{该统计年度内本地区实查人数} \times 100000/10\ 万$$

第三节　反映妇女保健状况的指标

一、孕产妇死亡率

孕产妇死亡率是指该年该地区孕产妇死亡人数与活产数之比，常用十万分率表示。其计算公式为：

$$孕产妇死亡率 = \frac{该年该地区孕产妇死亡人数}{该年该地区活产数} \times 100000/10\ 万$$

孕产妇死亡定义为：妇女在妊娠期至妊娠结束后 42 天以内，由于任何与妊娠或妊娠处理有关的或由此而加重了的原因导致的死亡，但不包括意外事故死亡。

本指标反映一个国家或地区的孕产妇保健工作开展的水平及医疗水平的高低。

二、孕产妇死因构成和死因顺位

某种孕产妇死因构成比是指孕产妇某类死因的死亡人数占总的孕产妇死亡人数的百分比。其计算公式为：

$$某种孕产妇死因构成比 = \frac{因某种孕产妇死因死亡人数}{总的孕产妇死亡人数} \times 100\%$$

死因顺位是指将各类死因按死因构成比由大到小排列。它反映某一人群中的主要死亡原因，从而明确卫生保健的优先工作重点。

孕产妇死因构成及死因顺位对于妇女保健工作非常重要。它可以帮助找到导致孕产妇死亡的主要原因，提出有针对性的干预措施，提高医疗保健机构产科诊治水平和服务质量，从而有效地降低孕产妇死亡率。

三、围产儿情况

1. 低出生体重儿数指该年该地区出生体重低于 2500 克的活产数。低出生体重率的计算公式为：

$$低出生体重率 = \frac{该年该地区低出生体重儿数}{该年该地区活产数} \times 100\%$$

2. 巨大儿数指该年该地区出生体重大于或等于 4000 克的活产数。巨大儿出

生率的计算公式为：

$$巨大儿出生率=\frac{该年该地区巨大儿数}{该年该地区活产数}×100\%$$

3. 早产儿数指该年该地区妊娠不满 37 周分娩的活产数。早产率的计算公式为：

$$早产率=\frac{该年该地区早产儿数}{该年该地区活产数}×100\%$$

4. 围产儿死亡数包括死胎/死产数、早期新生儿死亡数，不含因计划生育要求的引产所致的死胎/死产数。

（1）围产儿死亡率是指一定时期内围产儿死亡人数与同期活产数及死胎/死产数之和的比。其计算公式为：

$$围产儿死亡率=\frac{某时期某地区围产儿死亡人数}{同期活产数+死胎/死产数}×1000‰$$

（2）围产期死亡之比是指某年某地区围产儿死亡人数与同期活产数之比。其计算公式为：

$$围产儿死亡之比=\frac{某年某地区围产儿死亡人数}{同期活产数}×1000‰$$

本指标反映围产保健情况、母体健康水平及胎儿在母体内的生长发育状况，是衡量孕产妇系统保健的重要指标，能够反映一个地区母婴保健工作水平。

第四节　反映儿童保健状况的指标

一、5 岁以下儿童死亡情况

1. 5 岁以下儿童死亡率是指某年某地区不满 5 周岁的儿童死亡人数与某年某地区活产数的比。本指标是反映一个国家或地区公共医疗发展水平的重要指标。其计算公式为：

$$5 岁以下儿童死亡率=\frac{某年某地区不满 5 周岁的儿童死亡人数}{某年某地区活产数}×1000‰$$

2. 婴儿死亡率是指某年某地区不满 1 周岁的活产婴儿死亡数与某年某地区活产数的比。该指标是反映一个国家和民族的居民健康水平和社会经济发展水平的重要指标。其计算公式为：

$$婴儿死亡率=\frac{某年某地区婴儿死亡数}{某年某地区活产数}×1000‰$$

3. 新生儿死亡率是指某年某地区 28 天内（0~27 天）死亡的新生儿人数与

某年某地区活产数的比。其计算公式为：

$$新生儿死亡率=\frac{某年某地区新生儿死亡数}{某年某地区活产数}\times1000‰$$

二、6个月内婴儿母乳喂养情况

1. 6个月内婴儿母乳喂养率是指某年某地区调查的0~5个月婴儿中过去24小时内（调查前24小时内）喂养过母乳（含纯母乳喂养）的人数与某年某地区母乳喂养调查人数的比。其计算公式为：

$$6个月内婴儿母乳喂养率=\frac{某年某地区母乳喂养人数}{某年某地区母乳喂养调查人数}\times100\%$$

2. 6个月内纯母乳喂养率是指某年某地区调查的0~5个月婴儿中过去24小时内纯母乳喂养的人数（纯母乳喂养是指调查前24小时内，除喂母乳外，不添加任何辅助食品、饮料及水，但在有医学指征的情况下可加少量维生素、矿物质和药物）与某年某地区母乳喂养调查人数的比。其计算公式为：

$$6个月内纯母乳喂养率=\frac{某年某地区纯母乳喂养人数}{某年某地区母乳喂养调查人数}\times100\%$$

三、7岁以下儿童保健服务

1. 新生儿访视率指接受一次及以上访视的新生儿人数与某年某地区活产数的比。其计算公式为：

$$新生儿访视率=\frac{某年某地区新生儿访视人数}{某年某地区活产数}\times100\%$$

2. 新生儿苯丙酮尿症筛查人数指按照国家卫健委《新生儿疾病筛查技术规范》接受过苯丙酮尿症筛查的新生儿。一人筛查多次按一人上报。新生儿苯丙酮尿症筛查率的计算公式如下：

$$新生儿苯丙酮尿症筛查率=\frac{某年某地区新生儿苯丙酮尿症筛查人数}{某年某地区活产数}\times100\%$$

3. 新生儿甲状腺功能减低症筛查人数指按照国家卫健委《新生儿疾病筛查技术规范》接受过甲状腺功能减低症筛查的新生儿数。一人筛查多次按一人上报。新生儿甲状腺功能减低症筛查率的计算公式为：

$$新生儿甲状腺功能减低症筛查率=\frac{某年某地区新生儿甲状腺功能减低症筛查人数}{某年某地区活产数}\times100\%$$

4. 新生儿听力筛查人数指按照国家卫健委《新生儿疾病筛查技术规范》接受过听力筛查的新生儿数。一人筛查多次按照一人上报。新生儿听力筛查率的计算公式如下：

$$新生儿听力筛查率=\frac{某年某地区新生儿听力筛查人数}{某年某地区活产数}\times100\%$$

5. 7 岁以下儿童健康管理率是指某地区统计年度内 7 岁以下儿童接受一次及以上体格检查（身高和体重等）的总人数与某年某地区 7 岁以下儿童数之比。7 岁以下儿童健康管理率的计算公式如下：

$$7 岁以下儿童健康管理率 = \frac{某年某地区 7 岁以下儿童健康管理人数}{某年某地区 7 岁以下儿童数} \times 100\%$$

6. 3 岁以下儿童系统管理率是指某地区统计年度内 3 岁以下儿童在本年度内按年龄要求接受生长监测或 4：2：2 体格检查（身高和体重等）的总人数与某年某地区 3 岁以下儿童数之比。通过本指标可以较系统地掌握儿童生长发育和健康状况的动态变化，进行科学分析，对生长发育不正常者尽早采取措施予以矫治，对发现的疾病能及时给予科学有效的治疗，从而提高婴幼儿的健康水平。3 岁以下儿童系统管理率的计算公式如下：

$$3 岁以下儿童系统管理率 = \frac{某年某地区 3 岁以下儿童系统管理人数}{某年某地区 3 岁以下儿童数} \times 100\%$$

四、5 岁以下儿童营养评价

评价标准：采用 2006 年世界卫生组织（WHO）标准。指标定义依据卫生部《儿童营养性疾病管理技术规范》。

身高（长）体重检查人数指 5 岁以下儿童统计年度内进行身高（长）和体重测量的实际人数。进行体检但未测量身高（长）和体重，或仅在出生时测量身高（长）和体重但在统计年度内未再进行身高（长）和体重测量的人不计在内。在统计年度内进行多次身高（长）和体重测量者只按一人统计。

1. 5 岁以下儿童低体重人数指对照 WHO 标准的体重参考值，5 岁以下儿童在统计年度内至少有一次测量体重低于同年龄标准人群体重中位数减 2 个标准差的人数（低出生体重不包括在内）。本指标反映 5 岁以下儿童体重状况。5 岁以下儿童低体重患病率的计算公式为：

5 岁以下儿童低体重患病率

$$= \frac{某年某地区 5 岁以下儿童年龄别体重 <（中位数 -2SD）人数}{某年某地区 5 岁以下儿童身高（长）体重检查人数} \times 100\%$$

2. 5 岁以下儿童生长迟缓人数指对照 WHO 标准的身高（长）参考值，5 岁以下儿童在统计年度内至少有一次测量身高（长）低于同年龄标准人群身高（长）中位数减 2 个标准差的人数。5 岁以下儿童生长迟缓率的计算公式为：

5 岁以下儿童生长迟缓率

$$= \frac{某年某地区 5 岁以下儿童年龄别身高 <（中位数 -2SD）人数}{某年某地区 5 岁以下儿童身高（长）体重检查人数} \times 100\%$$

3. 5 岁以下儿童超重人数指对照 WHO 标准的身高（长）别体重参考值，5 岁以下儿童在统计年度内至少有一次测量身高（长）别体重大于或等于同年龄

标准人群身高（长）别体重中位数加 1 个标准差且小于同年龄标准人群身高（长）别体重中位数加 2 个标准差的人数。5 岁以下儿童超重率的计算公式为：

$$5 岁以下儿童超重率=$$

$$\frac{（中位数+1SD）人数\leqslant 某年某地区 5 岁以下儿童身高（长）别体重<（中位数+2SD）人数}{某年某地区 5 岁以下儿童身高（长）体重检查人数}\times100\%$$

4. 5 岁以下儿童肥胖人数指对照 WHO 标准的身高（长）别体重参考值，5 岁以下儿童在统计年度内至少有一次测量身高（长）别体重大于或等于同年龄标准人群身高（长）别体重中位数加 2 个标准差的人数。5 岁以下儿童肥胖率的计算公式为：

$$5 岁以下儿童肥胖率$$

$$=\frac{某年某地区 5 岁以下儿童身高（长）别体重\geqslant（中位数+2SD）人数}{某年某地区 5 岁以下儿童身高（长）体重检查人数}\times100\%$$

5. 血红蛋白检测人数指 6～59 月龄儿童应检测血红蛋白者中，进行了血红蛋白检测的人数。

5 岁以下儿童贫血患病人数指在进行了血红蛋白检测的 6～59 月龄儿童中，发现患有贫血的人数。贫血的诊断标准为血红蛋白小于 110 克/升。5 岁以下儿童贫血患病率的计算公式为：

$$5 岁以下儿童贫血患病率=\frac{某年某地区 6～59 月龄儿童贫血患病人数}{某年某地区 6～59 月龄儿童血红蛋白检测人数}\times100\%$$

5 岁以下儿童中重度贫血患病人数指在进行了血红蛋白检测的 6～59 月龄儿童中，发现患有中重度贫血的人数。中重度贫血的诊断标准为血红蛋白小于 90 克/升。5 岁以下儿童中重度贫血患病率的计算公式为：

$$5 岁以下儿童中重度贫血患病率$$

$$=\frac{某年某地区 6～59 月龄儿童中重度贫血患病人数}{某年某地区 6～59 月龄儿童血红蛋白检测人数}\times100\%$$

第五节　反映产儿科质量的指标

一、产科质量

1. 产科出血的定义为：胎儿娩出后 24 小时内出血量≥500mL。产科出血是产科最常见的并发症，是导致分娩妇女死亡的首要原因。产科出血占孕产妇死亡百分比的计算公式为：

$$产科出血占孕产妇死亡百分比=\frac{某年某地区产科出血死亡人数}{某年某地区孕产妇死亡人数}\times100\%$$

2. 妊娠期高血压疾病是产科常见疾病，患病率为 $5\%\sim10\%$，所造成的孕产妇死亡占妊娠相关的死亡总数的 $10\%\sim16\%$，是孕产妇死亡的第二大原因。其主要症状有高血压、蛋白尿、水肿等。妊娠期高血压疾病的治疗目的是预防重度子痫前期和子痫的发生，降低母胎围产期死亡率，改善母婴预后。妊娠期高血压疾病占孕产妇死亡百分比的计算公式为：

$$妊娠期高血压疾病占孕产妇死亡百分比=\frac{某年某地区妊娠期高血压疾病死亡人数}{某年某地区孕产妇死亡人数}\times100\%$$

3. 产褥感染是指分娩时及产褥期生殖道受病原体感染，引起局部和全身的炎性反应，是产妇死亡的四大原因之一。产褥感染率的计算公式为：

$$产褥感染率=\frac{某年某地区产褥感染人数}{某年某地区孕产妇死亡人数}\times100\%$$

4. 妊娠 28 周后，胎盘附着于子宫下段，甚至胎盘下缘达到或覆盖宫颈内口，其位置低于胎先露部，称为前置胎盘。前置胎盘是妊娠晚期出血的主要原因之一，是妊娠期的严重并发症。前置胎盘率的计算公式为：

$$前置胎盘率=\frac{某年某地区前置胎盘人数}{某年某地区孕产妇死亡人数}\times100\%$$

5. 羊水栓塞是指在分娩过程中羊水突然进入母体血液循环引起急性肺栓塞、过敏性休克、弥散性血管内凝血、肾衰竭或猝死的严重的分娩期并发症。羊水栓塞占孕产妇死亡百分比的计算公式为：

$$羊水栓塞占孕产妇死亡百分比=\frac{某年某地区羊水栓塞死亡人数}{某年某地区孕产妇死亡人数}\times100\%$$

产科出血、妊娠期高血压疾病和羊水栓塞是产科主要并发症，也是造成孕产妇死亡的主要原因，对孕产妇危害很大。加强孕产妇死亡主要死因的防治工作，降低其发生率，是评价产科质量的主要方面。

二、儿科质量

1. 新生儿窒息是指胎儿在妊娠晚期和分娩过程中，由缺氧所引起的各器官一系列的生理改变，也就是胎儿宫内窘迫的延续，是产科中较常见的新生儿危象，国内发病率为 $5\%\sim10\%$。新生儿窒息发生率的计算公式为：

$$新生儿窒息发生率=\frac{某年某地区新生儿窒息发生人数}{某年某地区新生儿人数}\times100\%$$

2. 儿科住院患者出院 2~7 天再住院率。

该指标反映儿科患者出院 2~7 天再次住院的情况，是评价医疗机构儿科诊疗质量的重要指标之一。

其计算公式为：

$$儿科住院患者出院2\sim7天再住院率=\frac{出院2\sim7天儿科再住院患者人次}{同期儿科出院患者总人次（除死亡患者外）}\times100\%$$

3. 儿科平均住院日是指单位时间内每个儿科患者住院天数之和与单位时间内治疗儿科病例数之比。该指标是评价医院儿科工作效率和效益、医疗质量和技术水平的综合指标。其计算公式为：

$$儿科平均住院日 = \frac{\sum 单位时间内每个儿科患者住院天数之和}{\sum 单位时间内治疗儿科病例数} \times 100\%$$

4. 医院感染发病率是指在一定时间内儿科住院患者中发生医院感染新发病例的频率。该指标反映医院儿科感染总体发病情况。其计算公式为：

$$医院感染发病率 = \frac{\sum 一定时间内医院儿科感染新发病例数}{\sum 同期儿科住院患者数} \times 100\%$$

5. 儿科住院患者抗菌药物使用率用于描述一定时间内儿科住院患者抗菌药物使用频率。该指标反映医院儿科住院患者抗菌药物使用及管理情况。其计算公式为：

$$儿科住院患者抗菌药物使用率 = \frac{\sum 观察期间儿科住院患者中使用抗菌药物人数}{\sum 观察期间儿科住院患者总人数} \times 100\%$$

6. 儿科治愈好转率是指在报告期内儿科治愈人数与好转人数之和与报告期内出院人数之比。其计算公式为：

$$儿科治愈好转率 = \frac{报告期内治愈人数 + 报告期内好转人数}{报告期内出院人数} \times 100\%$$

第六节　反映生育状况的指标

一、生育指标

1. 总生育率也称普生育率或育龄妇女生育率，是指某年某地区的活产数与同年平均育龄妇女人数之比，反映育龄妇女总的生育水平，常用千分率表示。其计算公式如下：

$$总生育率 = \frac{某年某地区活产数}{某年某地区平均育龄妇女人数} \times 1000‰$$

这种生育率计算方式并非建立在一组真正的生育妇女数据上，因为这涉及等待完成生育的时间。此外，这种计算方式并不代表妇女一生生育的子女数，而是基于妇女的育龄期，国际传统上一般以 15 岁至 44 岁或 49 岁为准。

2. 年龄别生育率是指某年某地区每千名某一年龄（组）育龄妇女的活产数。

$$年龄别生育率 = \frac{某年某地区年龄（组）育龄妇女的活产数}{某年某地区年龄（组）育龄妇女人数} \times 1000‰$$

这一指标不受育龄妇女内部年龄构成的影响，所以不同地区同一年龄别生育率或同一地区不同年龄别生育率均可以直接比较。人口统计通常并不计算每岁一组的年龄别生育率，而常常计算每 5 岁一组的生育率，其结果更稳定。

3. 终身生育率是指已经历整个生育期的同时出生的一批妇女平均每人一生生育的子女数，即这批妇女各年龄生育率之和，用于反映该批妇女一生的真实生育水平。其计算公式为：

$$终身生育率 = \frac{同一批妇女所生活产数}{同批妇女人数} \times 1000‰$$

终身生育率虽可反映妇女一生的真实生育水平，但其数据收集较困难，需要跟踪这批妇女 35 年（15～49 岁）以上，并记录下这批妇女每个年龄的生育率，才能进行计算。因此，这一指标在历史生育分析中经常使用，而在现实生育分析中使用较少。

在某一人口的分年龄生育率几十年稳定在同一水平上不变时，总和生育率等于终身生育率。

4. 计划生育率是指某年某地区计划内活产数与该地同时期内出生总活产数之比。其计算公式为：

$$计划生育率 = \frac{某年某地区计划内活产数}{某年某地区出生总活产数} \times 100\%$$

该指标是反映计划生育工作情况的一个综合性指标。它说明期内符合计划生育要求的出生人数占出生人口总数的比重，反映计划内生育与计划外生育的关系。

5. 晚育率是指某年某地区符合晚育年龄妇女的生育数（各地人口与计划生育条例规定略有不同）与生育第一孩的全部妇女人数之比，通常用百分比表示。计算公式为：

$$晚育率 = \frac{某年某地区符合晚育年龄妇女的生育数}{某年某地区生育第一孩的全部妇女人数} \times 100\%$$

二、出生指标

1. 人口出生率是指每 1000 人在一定时间内（通常以一年为期）的出生人口数，常用千分率表示。其计算公式为：

$$出生率 = \frac{某年某地区出生人数}{某年某地区平均人口数} \times 1000‰$$

2. 出生人口性别比是指在一定时间内出生婴儿中男婴人数与女婴人数之比，通常用每 100 名女婴所对应男婴数来表示。其计算公式如下：

$$出生人口性别比 = \frac{男婴人数}{女婴人数} \times 100$$

该指标在较大范围内计算才有意义，在基层尤其在乡镇村（居委会）主要是做好孕情全程服务，防止选择性别流引产和出生漏报。

3. 一（二、多）孩出生率是指某年某地区内出生的一（二、多）孩人数与某年某地区平均人口数之比，用千分率表示。其计算公式如下：

$$一（二、多）孩出生率 = \frac{某年某地区出生的一（二、多）孩人数}{某年某地区平均人口数} \times 1000‰$$

生育率的孩次结构是生育率特征的重要方面。同孩次的生育率在年龄分布上很不均衡，在一定的生育水平下，这种不均衡又是相对稳定的。

4. 孩次率是指某时期内出生的一孩、二孩、多孩（三孩及以上）各占该时期内出生人数的比例。其计算公式为：

$$一孩率 = \frac{某时期内出生一孩人数}{同期内出生人数} \times 100\%$$

$$二孩率 = \frac{某时期内出生二孩人数}{同期内出生人数} \times 100\%$$

$$多孩率 = \frac{某时期内出生多孩人数}{同期内出生人数} \times 100\%$$

5. 人口自然增长率是指在一定时期内（通常为一年）人口自然增加数（出生人数减死亡人数）与同期平均人数（或期中人数）之比，一般用千分率表示。其计算公式如下：

$$人口自然增长率 = \frac{一定时期内（出生人数 - 死亡人数）}{同期平均人数} \times 1000‰$$

当全年出生人数超过死亡人数时，人口自然增长率为正值；当全年死亡人数超过出生人数时，则为负值。因此，人口自然增长水平取决于出生率和死亡率两者之间的相对水平。它是反映人口再生产活动的综合性指标。

人口自然增长率是反映人口发展速度和制订人口计划的重要指标，也是计划生育统计中的一个重要指标，它表明人口自然增长的程度和趋势。

第六章 妇幼信息管理实例（以某省为例）

第一节 妇幼保健信息基础登记册

一、制表目的

制表目的是了解孕产妇系统管理及围产期保健情况，为孕产妇保健管理决策提供参考，作为部分年报指标的统计基础。

二、使用单位

使用单位包括村级卫生室/社区卫生服务站、乡镇卫生院/社区卫生服务中心、医疗保健机构等。

三、统计对象

统计对象是辖区户籍、常住妇女及儿童。

四、相关登记册（表）

相关登记册（表）如下。

孕产妇系统管理登记册（1）

记录日期	序号	孕产妇		丈夫姓名	联系电话	户籍		户籍地址	户籍地划分				本地居住时间			末次月经	预产期	孕产次	建卡情况		产前检查	产检次数			孕产期高危情况		孕期高危管理	
		姓名	年龄			农业户籍	非农业户籍	户籍地址	本县	本市外县	本省外市	外省	一年以内	一年及以上					未建卡	已建卡	初检孕周	0次	1至4次	5次及以上	无	有	高危因素	是	否

孕产妇系统管理登记册（2）

分娩日期	分娩孕周	分娩地点					接生		分娩方式			出生情况								产后访视		孕产期中重度贫血		系统管理		备注
		家中	途中	村接生室	乡镇卫生院	县级及以上医院	其他	旧法	新法	顺产	阴道助产	剖宫产	性别			活产	死胎	死产	畸形	出生体重(g)	有	无	是	否	是	否	
													男	女	性别不明												

填写说明：1. 本表由乡镇卫生院/社区卫生服务中心负责填写。

2. 统计范围为使用单位辖区户籍孕产妇。

高危妊娠管理登记册

记录日期	孕产妇姓名	年龄	联系电话	住址	孕期高危				转归	备注	医生签名
					孕周	高危因素	妊娠风险分级	处理			

填写说明：1. 本表由乡镇卫生院/社区卫生服务中心、医疗保健机构负责填写。

　　　　　2. 统计范围为本省（自治区、直辖市）、外省户籍孕产妇。

育龄妇女死亡登记册（1）

记录日期	育龄妇女姓名	年龄	民族	丈夫姓名	联系电话	户籍地址	户籍		死亡原因	死亡日期	死亡地点							末次月经	避孕措施				孕产妇	
							农业户籍	非农业户籍			省地市级医院	区县级医院	街道(乡镇)卫生院	村接生室	家中	途中	其他		节育环	避孕套	药物	结扎	是	否

育龄妇女死亡登记册（2）

死亡孕产妇基本情况																							记录者签名	备注
户籍地划分				计划		产前检查		分娩情况					分娩地点						新法接生		新生儿转归			
本县	本市外县	本省外市	外省	暂住地址	内	外	孕次	产次	预产期	有	无	产检次数	未分娩	分娩		分娩方式		省地市级医院	区县级卫生院	街道(乡镇)卫生院	村接生室	家中	途中	其他	是	否			
													孕周	日期	自然产	阴道手术产	剖宫产												

填写说明：1. 本表由村级卫生室、乡镇卫生院/社区卫生服务中心、医疗保健机构负责填写。

2. 统计范围为本省（自治区、直辖市）及外省户籍死亡育龄妇女。

人工流产登记册

日期	姓名	年龄	孕产次	联系电话	户籍地址	末次月经	术前诊断	流产方式			宫腔深度(cm)		吸、流出物量		吸、流出物性质		手术并发症				术后诊断	高危因素	术中情况	备注	签名
								负压吸引术	钳刮术	药物流产	术前	术后	组织(g)	血(mL)	绒毛	肢体	子宫穿孔	人流不全	感染	其他					

填写说明：1. 本表由村级卫生室、乡镇卫生院/社区卫生服务中心、医疗保健机构负责填写。

2. 统计范围为本省（自治区、直辖市）及外省户籍育龄妇女。

安、取环及皮下埋植登记册

记录日期	姓名	年龄	孕产次	联系电话	户籍地址	放宫内节育器		取宫内节育器	宫腔深度（cm）		皮下埋植		高危因素	术中情况	备注	签名
						种类	型号	种类	术前	术后	放置	取出				

填写说明：本表由所有提供计划生育技术服务的医疗保健机构负责填写。

妇女常见病筛查批量登记册

记录日期	受检单位	体检人数	正常	滴虫性阴道炎	霉菌性阴道炎	细菌性阴道病	其他	宫颈糜烂	宫颈息肉	宫颈腺囊肿	其他	淋病	尖锐湿疣	宫颈癌	乳腺癌	卵巢癌	其他疾病	贫血人数	备注

检查结果（人数）列下包含：阴道疾病（滴虫性阴道炎、霉菌性阴道炎、细菌性阴道病、其他）、宫颈疾病（宫颈糜烂、宫颈息肉、宫颈腺囊肿、其他）、淋病、尖锐湿疣、宫颈癌、乳腺癌、卵巢癌、其他疾病

填写说明：本表由所有开展妇女常见病筛查的医疗保健机构负责填写。

出生缺陷登记册

记录日期	住院号	母亲姓名	年龄	联系电话	住址	孕产次	出生日期	孕周	性别			出生体重(g)	Apgar评分(1′、5′、10′)	转归	治疗性引产		缺陷诊断	备注	签名
									男	女	性别不明				是	否			

　　填写说明：本表由村级卫生站/社区卫生服务室、乡镇卫生院/社区卫生服务中心、医疗保健机构负责填写。

儿童系统管理登记册及花名册（1）

记录日期	儿童姓名	性别	母亲姓名	父亲姓名	联系电话	户籍地址	户籍地划分				出生日期	出生体重(g)	出院后一周内	满月			2月龄			3月龄			4月龄			5月龄		
							本县	本市外县	本省外市	外省				定期体检	患病	喂养	定期体检	患病	喂养	定期体检	患病	喂养	定期体检	患病	喂养	定期体检	患病	喂养

儿童系统管理登记册及花名册（2）

6月龄				8月龄				12月龄			15月龄			18月龄					24月龄				
定期体检	患病	喂养	Hb (g/L)	定期体检	患病	喂养	Hb (g/L)	定期体检	患病	喂养	定期体检	患病	喂养	定期体检	患病	喂养	W达标	W< X−2SD	Hb (g/L)	定期体检	患病	W达标	W< X−2SD

儿童系统管理登记册及花名册（3）

30月龄		36月龄			年				年				年				年				年				年				变动情况					签名
定期体检	患病 W<X−2SD	定期体检	患病 Hb(g/L)	W<X−2SD	一季度	二季度	三季度	四季度	一季度	二季度	三季度	四季度	一季度	二季度	三季度	四季度	一季度	二季度	三季度	四季度	一季度	二季度	三季度	四季度	一季度	二季度	三季度	四季度	迁入时间	迁出时间	死亡时间	死亡原因	备注	

填表说明：1. 本表由乡镇卫生院/社区卫生服务中心负责填写。

2. 统计范围为本省（自治区、直辖市）户籍、常住儿童。

围产儿及0～4岁儿童死亡登记册（1）

记录日期	死亡儿童姓名	母亲姓名	父亲姓名	联系电话	户籍地址	户籍地划分				居住时间		性别			出生日期	出生体重(g)	孕周	出生地点					
						本县	本市外县	本省外市	外省	一年以内	一年以上	男	女	性别不明				省(市)医院	县(区)医院	乡(街道)医院	村(诊)所医院	途中	家中

围产儿及0~4岁儿童死亡登记册（2）

死亡日期	死亡地点						死前治疗			死胎	死产	年龄别				死亡诊断	死因诊断依据			备注	签名
	省（市）医院	县（区）医院	乡（街道）医院	村（诊所）医院	途中	家中	住院	门诊	未治疗			<7天	7~27天	28天~11月龄	1~4岁		病理尸检	临床	死后推断		

填写说明：本表由村卫生室/社区卫生服务站、乡镇卫生院/社区卫生服务中心、医疗保健机构负责填写。

托幼机构体检批量登记册

记录日期	受检单位	应检儿童例数	实检儿童例数	性别		检查情况（男性）							检查情况（女性）							评价	备注
				男性	女性	身高检查例数	其中:身高中位数-2SD例数	体重检查例数	其中:体重中位数-2SD例数	血红蛋白检查例数	其中:血红蛋白<90g/L例数	其他	身高检查例数	其中:身高中位数-2SD例数	体重检查例数	其中:体重中位数-2SD例数	血红蛋白检查例数	其中:血红蛋白<90g/L例数	其他		

续表

记录日期	受检单位	应检儿童例数	实检儿童例数	性别		检查情况（男性）							检查情况（女性）							评价	备注
				男性	女性	身高检查例数	其中：身高<中位数-2SD例数	体重检查例数	其中：体重<中位数-2SD例数	血红蛋白检查例数	其中：血红蛋白<90g/L例数	其他	身高检查例数	其中：身高<中位数-2SD例数	体重检查例数	其中：体重<中位数-2SD例数	血红蛋白检查例数	其中：血红蛋白<90g/L例数	其他		

填写说明：本表由开展托幼机构机构体检的医疗保健机构负责填写。

引产及输卵管结扎手术登记册

日期	住院号	姓名	年龄	联系电话	户籍地址	孕产次	引产术	输卵管结扎术	引产孕周	引产指征	入院诊断	子宫破裂	子宫穿孔	产后出血	感染	输卵管结扎肠管损伤	输卵管结扎膀胱损伤	死亡	其他	出院诊断	孕28周前死胎引产 是	孕28周前死胎引产 否	畸形引产 是	畸形引产 否	备注	签名

续表

日期	住院号	姓名	年龄	联系电话	户籍地址	孕产次	引产术	输卵管结扎术	引产孕周	引产指征	入院诊断	子宫破裂	子宫穿孔	产后出血	感染	输卵管结扎肠管损伤	输卵管结扎膀胱损伤	死亡	其他	出院诊断	孕28周前死胎引产 是 否	畸形引产 是 否	备注	签名

注：手术种类包括引产术、输卵管结扎术。手术并发症情况包括子宫破裂、子宫穿孔、产后出血、感染、输卵管结扎肠管损伤、输卵管结扎膀胱损伤、死亡、其他。治疗性引产包括孕28周前死胎引产、畸形引产。

填写说明：本表由所有提供计划生育技术服务的医疗保健机构负责填写。

孕产妇信息村级登记册

怀孕妇女基本信息

记录日期	序号	孕妇姓名	年龄	丈夫姓名	联系电话	户籍地址	户籍		孕产次	末次月经	预产期	孕期 健康教育			产时						产后访视（有无）	围产儿情况			出生缺陷（有无）	孕产妇死亡		上报乡镇卫生院	备注
							农业户籍	非农业户籍				叶酸增补（有无）	入户宣传	其他形式宣传（有无）	分娩日期	分娩地点					是否住院分娩（是否）	（有无）	性别（男/女）	转归（活产/死产/死胎/不明 新生儿死亡时间）		（有无）	是否	死亡时间		
																家中	途中	村卫生室中	乡卫生院中	县级以上医疗保健机构										

续表

怀孕妇女基本信息

记录日期	序号	孕妇姓名	年龄	丈夫姓名	联系电话	户籍地址	户籍		孕产次	末次月经	预产期	孕期				分娩日期	产时						产后访视	围产儿情况						出生缺陷	孕产妇死亡		上报乡镇卫生院	备注
							农业户籍	非农业户籍				叶酸增补	健康教育				分娩地点					是否住院分娩		性别		转归					孕产妇死亡			
												有无	入户宣传	其他形式	未宣传		家中	途中	村卫生室	乡卫生院	县级以上医疗保健机构	是否	有无	男女	性别不明	活产	死胎	死产	新生儿死亡时间	有无	是否	死亡时间		

填写说明：本表由村级卫生室负责填写。

7岁以下儿童信息村级登记册

记录时间	儿童序号	儿童姓名	性别（男/女）	母亲姓名	父亲姓名	出生日期	户籍地址	年（一/二/三/四季度）	年（一/二/三/四季度）	年（一/二/三/四季度）	年（一/二/三/四季度）	年（一/二/三/四季度）	年（一/二/三/四季度）	年（一/二/三/四季度）	变动情况				备注
															迁入时间	迁出时间	死亡（时间/原因/地点）	上报乡镇卫生院	

填写说明：本表由村级卫生室负责填写。

151

第二节　妇幼保健信息统计报表

一、调查目的

了解妇幼健康工作、孕产妇和儿童健康、计划生育技术服务等情况，为制定妇女和儿童健康政策和规划提供依据。

二、统计对象和范围

1. 妇幼健康工作情况：各省（自治区、直辖市）辖区内妇女、孕产妇、儿童和计划生育服务对象。
2. 出生医学信息：活产新生儿。
3. 孕产妇和 5 岁以下儿童死亡及其原因：妇幼卫生监测县区。
4. 出生缺陷：出生缺陷监测医院及出生缺陷人群监测县区。

三、主要内容

主要内容：孕产妇与儿童保健和健康、产妇分娩信息、婚前保健、妇女常见病筛查、计划生育技术服务、出生医学信息、孕产妇和 5 岁以下儿童死亡及出生缺陷监测工作情况。

四、报送方式、报告周期及调查方法

1. 妇幼保健工作情况（卫健统 52 表至卫健统 58 表）：县区级妇幼保健机构收集辖区内医疗卫生机构、计划生育服务机构和社区相关数据后汇总逐级上报。除卫健统 52-1 表、52-2 表、52-3 表外，省级机构于下一年 3 月 25 日前通过网络直报国家卫健委。报告周期为年报，统计起止时间为前一年 1 月 1 日至 12 月 31 日。调查方法为全面调查。

住院分娩情况（卫健统 52-1 表）报告周期为月报，次月 20 日前报送，调查方法为全面调查。产妇分娩信息登记表（卫健统 52-2 表）报告周期为适时，产妇分娩 10 日内报送，调查方法为全面调查。孕产妇死亡个案报告表（卫健统 52-3 表）为月报，次月 10 日前报送，调查方法为全面调查。

2. 出生医学信息报告卡及入出库登记表（卫健统 59 表、卫健统 59-1 表），报告周期为适时，由各出生医学证明签发和管理机构通过出生医学证明管理信息

系统上报。卫健统 59 表在出生医学证明签发 10 日内报送，卫健统 59-1 表在入出库当日报送。

3. 孕产妇和 5 岁以下儿童死亡及其原因、出生缺陷（卫健统 60-1 表至卫健统 63-2 表）：妇幼卫生监测县区及出生缺陷人群监测县区收集辖区内孕产妇、儿童死亡及出生缺陷报告卡后通过妇幼监测信息系统网络直报，调查方法为抽样调查。

（1）卫健统 60-1 表实行半年报。卫健统 60-2 表至卫健统 61-2 表实行季报、年报。季报时间：县区级妇幼保健机构每年 5 月 28 日网络直报本年第一季度报表，8 月 28 日直报本年第二季度报表，11 月 28 日直报本年第三季度报表，下年 1 月 31 日前直报本年度第四季度报表和年报表。年报统计起止时间为本年度 1 月 1 日至 12 月 31 日。省级机构于下年 3 月 10 日前完成年度监测资料的报告和审核。

（2）卫健统 62-1 表和卫健统 62-2 表实行季报，医疗保健机构收集本机构内围产儿和出生缺陷儿资料网络直报。

（3）卫健统 63-1 表和卫健统 63-2 表实行月报，乡镇卫生院/社区卫生服务中心等监测单位收集本辖区内出生数网络直报。

4. 填表要求。

（1）所有项目不得空缺。没有开展工作的项目填"-2"，开展工作但没有收集数据的项目填"-1"。

（2）数据来源：有关妇幼保健服务和健康状况数据主要来源于医疗和保健服务记录，人口数主要来源于社区或人口、统计等相关部门登记记录。

相关妇幼信息统计报表如下。

孕产妇保健和健康情况年报表

表　　号：卫健统 52 表

制定机关：国家卫生健康委

批准机关：国家统计局

批准文号：国统制〔2018〕50 号

有效期至：2021 年 04 月

20 ＿＿年

＿＿＿＿＿省（自治区、直辖市）＿＿＿＿＿市（地、州）＿＿＿＿＿县（市、区），行政区划

代码：□□□□□□

指标名称	代码	计量单位	数量
一、活产数	10	人	
男	11	人	
女	12	人	
性别不明	13	人	
二、产妇数	20	人	
三、孕产妇保健管理情况	—	—	—
产妇早孕建册人数	31	人	
产妇产前检查人数	32	人	
产妇产前检查 5 次及以上人数	33	人	
产妇孕早期产前检查人数	34	人	
产妇孕产期血红蛋白检测人数	35	人	
产妇孕产期贫血人数	36	人	
产妇艾滋病病毒检测人数	37	人	
孕产妇艾滋病病毒感染人数	38	人	
产妇梅毒检测人数	39	人	
产妇梅毒感染人数	310	人	
产妇乙肝表面抗原检测人数	311	人	
产妇乙肝表面抗原阳性人数	312	人	
孕产妇产前筛查人数	313	人	
孕产妇产前筛查高危人数	314	人	
孕产妇产前诊断人数	315	人	
孕产妇产前诊断确诊人数	316	人	
产妇产后访视人数	317	人	
产妇系统管理人数	318	人	
四、接生情况	—	—	—
住院分娩活产数	41	人	
剖宫产活产数	42	人	

续表

指标名称	代码	计量单位	数量
五、孕产妇死亡情况	—	—	—
孕产妇死亡人数	51	人	
孕产妇产科出血死亡人数	511	人	
孕产妇妊娠高血压疾病死亡人数	512	人	
孕产妇内科合并症死亡人数	513	人	
孕产妇羊水栓塞死亡人数	514	人	
孕产妇其他原因死亡人数	515	人	
六、围产儿情况	—	—	—
低出生体重儿数	61	人	
巨大儿数	62	人	
早产儿数	63	人	
死胎/死产数	64	人	
男	651	人	
女	652	人	
性别不明	653	人	

单位负责人： 填表人： 联系电话： 报出日期： 年 月 日

填报说明：1. 本表由县级妇幼保健机构负责收集上报。

2. 统计范围为本省（自治区、直辖市）户籍孕产妇。

3. 本表为年报，报送时间为下年 3 月 25 日前，以网络直报方式上报。

该表具体内容以国家统计局统计调查制度为准。

住院分娩情况月报表

<table>
<tr><td></td><td>表　　号：卫健统 52－1 表</td></tr>
<tr><td></td><td>制定机关：国家卫生健康委</td></tr>
<tr><td>20＿＿＿年</td><td>批准机关：国家统计局</td></tr>
<tr><td></td><td>批准文号：国统制〔2018〕50 号</td></tr>
<tr><td></td><td>有效期至：2021 年 04 月</td></tr>
</table>

＿＿＿＿＿省（自治区、直辖市）＿＿＿＿＿市（地、州）＿＿＿＿县（市、区），行政区划

代码：□□□□□□

指标名称	代码	计量单位	数量
住院分娩总活产数	1	人	
男	2	人	
女	3	人	
性别不明	4	人	
不同机构住院分娩活产数	—	—	—
妇幼保健院及妇产（科）医院	5	人	
综合医院	6	人	
其他医疗卫生机构	7	人	

单位负责人：　　填表人：　　联系电话：　　报出日期：　　年　月　日

填报说明：1. 本表由县级妇幼保健机构负责收集上报。

2. 统计范围为本省（自治区、直辖市）所有孕产妇。

3. 本表为月报，报送时间为次月 20 日前，以网络直报方式上报。

产妇分娩信息登记表

表　　号：卫健统 52－2 表

制定机关：国家卫生健康委

20 ___ 年　　　批准机关：国家统计局

批准文号：国统制［2018］50 号

有效期至：2021 年 04 月

医疗卫生机构名称：_____　　组织机构代码□□□□□□□□□

机构所在地：_____省（自治区、直辖市）_____市（地、州）_____县（市、区），行政区划代码□□□□□□

是否助产机构（1是，2否）□

---

1. 产妇姓名_____

2. 产妇住院病案号_____

3. 产妇证件类型（1身份证，2户口簿，3护照，4军官证，5驾驶证，6台港澳通行证，9其他）□

4. 产妇身份证号码□□□□□□□□□□□□□□□□□□

5. 产妇出生日期___年___月___日

6. 产妇国籍□□□

7. 产妇民族（限中国大陆及台港澳居民填）□□

8. 产妇户籍所在地：_____省（自治区、直辖市）_____市（地、州）_____县（市、区），行政区划代码□□□□□□

9. 产妇实际居住地：_____省（自治区、直辖市）_____市（地、州）_____县（市、区），行政区划代码□□□□□□

10. 孕次（含本次）_____

11. 产次（含本次）_____

12. 孕周_____

13. 本次是否属于高危妊娠（1是，2否，9不清楚）□

14. 分娩地点（1医疗机构内，2医疗机构外）□

15. 分娩方式（1阴道产，2剖宫产）□

16. 分娩日期_____年___月___日

17. 妊娠结局

本次为：①单胎妊娠　②双胎妊娠　③多胎妊娠（三胎及以上）

胎儿一：性别（1男，2女，9性别不明）□，妊娠结局（1活产，2死胎/死产）□，1分钟 Apgar 评分___分

胎儿二：性别（1男，2女，9性别不明）□，妊娠结局（1活产，2死胎/死产）□，1分钟 Apgar 评分___分

胎儿三：性别（1男，2女，9性别不明）□，妊娠结局（1活产，2死胎/死产）□，1分钟 Apgar 评分___分

胎儿四：性别（1男，2女，9性别不明）□，妊娠结局（1活产，2死胎/死产）□，1分钟 Apgar 评分___分

单位负责人：　　填表人：　　联系电话：　　　　报出日期：　年 月 日

填表说明：1. 本表要求医院、妇幼保健机构、乡镇卫生院、社区卫生服务机构填报。县（市、区）妇幼保健机构负责催报并审核本辖区助产机构报送的数据。

2. 产妇分娩包括住院分娩和医疗机构外分娩。乡镇卫生院和社区卫生服务机构负责收集并报送本辖区医疗机构外产妇分娩信息。

3. 产妇分娩 10 日内通过国家卫生统计网络直报系统报送。

孕产妇死亡个案报告表

表　　号：卫健统 52-3 表

制定机关：国家卫生健康委

20 ___ 年　　批准机关：国家统计局

批准文号：国统制〔2018〕50 号

有效期至：2021 年 04 月

孕产妇姓名_____身份证号_____　死亡时间_____年_月_日_时

家属联系电话_____

户籍地址____省___市____县区____街道（乡）____居委会（村）

现居住地____省___市____县区____街道（乡）____居委会（村）已在该地址居住年月

___

常住地址____省___市____县区____街道（乡）____居委会（村）（注：仅在现居住地居

住未满 6 个月者填写）

1. 年龄：____
2. 民族：①汉族　②少数民族（请选择_____）
3. 孕次（含本次）：①1 次　②2 次　③3 次　④≥4 次
4. 产次（如本次妊娠已分娩，则含本次）：①0 次　②1 次　③2 次　④3 次　⑤≥4 次
5. 末次月经日期：_____年_____月_____日
6. 产前检查：①无　②有（初检孕周_____；产检次数_____；最后一次产前检查医疗
卫生机构名称_____）
7. 死亡地点：
①医院（名称_____；等级_____；所在地_____省_____市_____县区）
是否转自其他医院：（1）是（医院名称_____；等级_____；所在地_____省_____市
_____县区）（2）否
该医院是否为首诊医院：（1）是（2）否（首诊医院名称_____；等级_____；所在地
___省____市____县区）
②村卫生室　③家中　④途中　⑤其他（请注明_____）
8. 初步判定的致死原因：①产科出血　②妊娠期高血压疾病　③内科合并症（请注明
_____）　④羊水栓塞　⑤其他（请注明_____）

-------------第 9~12 条目仅产妇死亡填写-------------

9. 分娩时间：_____年____月____日____时
10. 分娩地点：
①医院（名称_____；等级_____；所在地_____省_____市_____县区）
②村卫生室　③家中　④途中　⑤其他（请注明_____）
11. 分娩方式：①阴道自然分娩　②阴道手术产　③剖宫产
12. 接生者：①医务人员　②其他人员（请注明_____）

-------------第 13~14 条目仅跨省死亡填写-------------

13. 死亡发生地关于孕产妇死亡情况的说明_____
14. 孕产妇常住地关于死亡情况的说明_____

单位负责人：　　填表人：　　联系电话：　　　　报出日期：　　年　月　日

填表说明：1. 本表由孕产妇死亡发生地县级妇幼保健机构负责收集上报。

2. 统计范围为发生在本县的所有孕产妇死亡。

3. 本表为月报，县级妇幼保健机构每月 10 日前，以网络直报方式上报上一
个月份内所有死亡个案。

七岁以下儿童保健和健康情况年报表

表　　号：卫健统 53 表

制定机关：国家卫生健康委

20___年　　批准机关：国家统计局

批准文号：国统制〔2018〕50 号

有效期至：2021 年 04 月

_____省（自治区、直辖市）_____市（地、州）_____县（市、区），行政区划代码：□□□□□□

指标名称	代码	计量单位	数量
一、儿童数	—	—	—
7 岁以下儿童数	11	人	
其中：5 岁以下儿童数	12	人	
内：3 岁以下儿童数	13	人	
二、5 岁以下儿童死亡情况	—	—	—
5 岁以下儿童死亡数	21	人	
男	211	人	
女	212	人	
性别不明	213	人	
其中：婴儿死亡数	22	人	
男	221	人	
女	222	人	
性别不明	223	人	
内：新生儿死亡数	23	人	—
男	231	人	
女	232	人	
性别不明	233	人	
三、6 个月内婴儿母乳喂养情况	—	—	—
母乳喂养调查人数	31	人	

指标名称	代码	计量单位	数量
母乳喂养人数	32	人	
纯母乳喂养人数	33	人	
四、7岁以下儿童保健服务	—	—	—
新生儿访视人数	41	人	
7岁以下儿童健康管理人数	42	人	
3岁以下儿童系统管理人数	43	人	
五、5岁以下儿童营养评价	—	—	—
身高（长）体重检查人数	51	人	
低体重人数	52	人	
生长迟缓人数	53	人	
消瘦人数	531	人	
超重人数	54	人	
肥胖人数	55	人	
血红蛋白检测人数	56	人	
贫血患病人数	57	人	
其中：中重度贫血患病人数	58	人	

单位负责人：　　填表人：　　联系电话：　　　　报出日期：　　年　月　日

填报说明：1. 本表由县级妇幼保健机构负责收集上报。

2. 统计范围为本省（自治区、直辖市）户籍7岁以下儿童。

3. 本表为年报，报送时间为下年3月25日前，以网络直报方式上报。

非户籍儿童与孕产妇健康状况年报表

表　　号：卫健统54表

制定机关：国家卫生健康委

20＿＿年　批准机关：国家统计局

批准文号：国统制〔2018〕50号

有效期至：2021年04月

＿＿＿＿省（自治区、直辖市）＿＿＿＿市（地、州）＿＿＿＿县（市、区），行政区划代码：□□□□□□

指标名称	代码	计量单位	数量
一、活产数	10	人	
男	11	人	
女	12	人	
性别不明	13	人	
二、5岁以下儿童死亡数	20	人	
男	21	人	
女	22	人	
性别不明	23	人	
三、婴儿死亡数	30	人	
男	31	人	
女	32	人	
性别不明	33	人	
四、新生儿死亡数	40	人	
男	41	人	
女	42	人	
性别不明	43	人	
五、0～6天死亡数	50	人	
男	51	人	
女	52	人	
性别不明	53	人	
六、孕产妇死亡数	61	人	
七、死胎/死产数	71	人	

单位负责人：　　填表人：　　联系电话：　　报出日期：　　年　月　日

填报说明：1. 本表由县级妇幼保健机构负责收集上报。

　　　　　2. 统计范围为非本省（自治区、直辖市）户籍孕产妇和儿童。

　　　　　3. 本表为年报，报送时间为下年3月25日前，以网络直报方式上报。

妇女常见病筛查情况年报表

表　　号：卫健统 55 表

制定机关：国家卫生健康委

批准机关：国家统计局

批准文号：国统制〔2018〕50 号

有效期至：2021 年 04 月

20＿＿＿年

＿＿＿＿＿省（自治区、直辖市）＿＿＿＿＿市（地、州）＿＿＿＿＿县（市、区），行政区划代码：□□□□□□

指标名称	代码	计量单位	数量
一、妇女常见病筛查覆盖情况	—	—	—
20～64 岁妇女人数	11	人	
应查人数	111	人	
实查人数	12	人	
其中：宫颈癌筛查人数	121	人	
乳腺癌筛查人数	122	人	
二、妇女常见病患病情况	—	—	—
妇女常见病患病总人数	21	人	
其中：阴道炎患病人数	211	人	
急性子宫颈炎患病人数	212	人	
尖锐湿疣患病人数	213	人	
子宫肌瘤患病人数	214	人	
宫颈癌患病人数	215	人	
乳腺癌患病人数	216	人	
卵巢癌患病人数	217	人	

单位负责人：　　　填表人：　　　联系电话：　　　报出日期：　　年　月　日

填报说明：1. 本表由县级妇幼保健机构负责收集上报。

2. 统计范围为本省（自治区、直辖市）户籍人口中 20～64 岁妇女。

3. 本表为年报，报送时间为下年 3 月 25 日前，以网络直报方式上报。

计划生育服务情况年报表

表　　号：卫健统 56 表

制定机关：国家卫生健康委

20 ____ 年

批准机关：国家统计局

批准文号：国统制〔2018〕50 号

有效期至：2021 年 04 月

_____ 省（自治区、直辖市）_____ 市（地、州）_____ 县（市、区），行政区划

代码：□□□□□□

指标名称	代码	计量单位	数量
一、各项计划生育技术服务总例数	11	例	
二、宫内节育器手术	20	例	
放置宫内节育器例数	21	例	
其中：子宫穿孔例数	211	例	
感染例数	212	例	
取出宫内节育器例数	22	例	
其中：子宫穿孔例数	221	例	
感染例数	222	例	
三、绝育手术	30	例	
输精管绝育例数	31	例	
其中：阴囊血肿例数	311	例	
感染例数	312	例	
输卵管绝育例数	32	例	
其中：肠管损伤例数	321	例	
膀胱损伤例数	322	例	
感染例数	323	例	
四、流产	40	例	
负压吸引术例数	41	例	
其中：子宫穿孔例数	411	例	

指标名称	代码	计量单位	数量
人流不全例数	412	例	
感染例数	413	例	
钳刮术例数	42	例	
其中：子宫穿孔例数	421	例	
人流不全例数	422	例	
感染例数	423	例	
药物流产例数	43	例	
麻醉流产例数	44	例	
其中：麻醉意外例数	441	例	
五、皮下埋植	50	例	
放置皮下埋植例数	51	例	
取出皮下埋植例数	52	例	
六、吻合术	60	例	
输精管吻合术例数	61	例	
输卵管吻合术例数	62	例	
七、发放避孕药具数	71	人次	
八、生育咨询随访服务	80	—	
咨询数	81	人次	
随访数	82	人次	

单位负责人：　　　填表人：　　　联系电话：　　　报出日期：　　年　月　日

填报说明：1. 县级妇幼保健机构和计划生育服务机构负责收集并汇总辖区内所有提供计划生育技术服务的医疗卫生机构的数据后逐级上报。

2. 统计范围为所有开展计划生育技术服务的医疗卫生机构和计划生育技术服务机构。

3. 表中的手术并发症不仅包括在本机构实施手术发生的并发症，还包括由外院转来者的手术并发症。对于将确诊的并发症病例转出的医疗卫生机构，不将此例纳入该单位的统计数据，避免重复。

4. 本表为年报，报送时间为下年 3 月 25 日前，以网络直报方式上报。

婚前保健情况年报表

表　　号：卫健统 57 表

制定机关：国家卫生健康委

20 ___ 年　　批准机关：国家统计局

批准文号：国统制〔2018〕50 号

有效期至：2021 年 04 月

_____ 省（自治区、直辖市）_____ 市（地、州）_____ 县（市、区），行政区划

代码：□□□□□□

指标名称	代码	计量单位	数量
一、男性婚前保健情况	—	—	—
1. 结婚登记与婚前医学保健情况	—	—	—
结婚登记人数	111	人	
婚前医学检查人数	112	人	
婚前卫生咨询人数	113	人	
2. 检出疾病分类	—	—	—
检出疾病人数	121	人	
指定传染病人数	122	人	
其中：性传播疾病人数	1221	人	
严重遗传性疾病人数	123	人	
有关精神病人数	124	人	
生殖系统疾病人数	125	人	
内科系统疾病人数	126	人	
3. 对影响婚育疾病的医学意见人数	131	人	
二、女性婚前保健情况	—	—	—
1. 结婚登记与婚前医学保健情况	—	—	—
结婚登记人数	211	人	
婚前医学检查人数	212	人	
婚前卫生咨询人数	213	人	
2. 检出疾病分类	—	—	—
检出疾病人数	221	人	
指定传染病人数	222		
其中：性传播疾病人数	2221	人	
严重遗传性疾病人数	223	人	
有关精神病人数	224	人	
生殖系统疾病人数	225	人	
内科系统疾病人数	226	人	
3. 对影响婚育疾病的医学意见人数	231	人	

单位负责人：　　　填表人：　　　联系电话：　　　报出日期：　　年 月 日

填报说明：1. 本表由县区级妇幼保健机构负责收集上报。

　　　　　2. 统计范围为本省（自治区、直辖市）户籍人口。

　　　　　3. 本表为年报，报送时间为下年 3 月 25 日前，以网络直报方式上报。

母婴保健技术服务执业机构与人员情况年报表

表　　号：卫统 58 表

制定机关：国家卫生健康委

20____年　　批准机关：国家统计局

批准文号：国统制〔2018〕50 号

有效期至：2021 年 04 月

_____省（自治区、直辖市）_____市（地、州）_____县（市、区），行政区划
代码：□□□□□□

指标名称	代码	计量单位	数量
一、取得母婴保健技术服务执业许可的机构数	—	—	—
婚前医学检查	11	个	
产前诊断	12	个	
助产技术	13	个	
结扎手术	14	个	
终止妊娠手术	15	个	
二、取得母婴保健技术服务资质的人员数	—	—	—
婚前医学检查	21	人	
产前诊断	22	人	
助产技术	23	人	
其中：产科医师	231	人	
助产士	232	人	
结扎手术	24	人	
终止妊娠手术	25	人	

单位负责人：　　填表人：　　联系电话：　　报出日期：　　年　月　日

填报说明：1. 本表由县区级妇幼保健机构负责收集上报。

2. 统计范围为当年在有效期内，经许可的本辖区内的母婴保健技术服务执业机构和人员数。

3. 本表为年报，报送时间为下年 3 月 25 日前，以网络直报方式上报。

出生医学信息报告卡

表　　号：卫健统 59 表

制定机关：国家卫生健康委

批准机关：国家统计局

批准文号：国统制〔2018〕50 号

有效期至：2021 年 04 月

出生医学证明编号□□□□□□□□□□

新生儿信息	新生儿姓名_____　性别_____ 出生时间_____年_____月_____日_____时_____分 出生孕周_____周　出生体重_____克（g）　出生身长_____厘米（cm） 出生地点_____省_____市_____县区_____，出生地点行政区划代码□□□□□□ 医疗机构名称_____　接生人员_____
母亲信息	母亲姓名_____　病案号_____ 母亲出生日期_____　母亲年龄_____　母亲国籍_____　母亲民族_____ 母亲户籍所在地_____省（自治区、直辖市），母亲户籍所在地省级行政区划代码□□ 母亲住址_____ 母亲有效身份证件类别_____　母亲有效身份证件号码_____
父亲信息	父亲姓名_____　父亲出生日期_____　父亲年龄_____ 父亲国籍_____　父亲民族_____ 父亲住址_____ 父亲有效身份证件类别_____　父亲有效身份证件号码_____
领证人	姓名_____　与新生儿关系_____ 有效身份证件类别_____　有效身份证件号码_____
签发机构	机构名称_____　行政区划代码□□□□□□ 组织机构代码□□□□□□□□－□　机构类别代码□□□□ 签发人员_____
签发信息	签发类型_____　原出生医学证明编号□□□□□□□□□□ 原证件正副页交回情况_____　换发原因类别_____ 补发原因类别_____　签发日期_____年_____月_____日

填报单位：　　填报人：　　联系电话：　　填报日期：　　年　月　日

填报说明：1. 本表由出生医学证明签发机构填报。

2. 本单位签发的出生医学证明均需填报，换发、补发证件需重新填报。

3. 证件签发 10 日内通过省级出生医学证明管理信息系统网络报告。

出生医学证明入出库登记表
1. 证件入库登记

表　　号：卫健统 59－1 表

制定机关：国家卫生健康委

批准机关：国家统计局

批准文号：国统制［2018］50 号

有效期至：2021 年 04 月

填报单位组织机构代码□□□□□□□□－□　行政区划代码□□□□□□

---

1. 证件提供机构名称＿＿＿＿＿＿＿＿＿＿＿＿＿＿＿
2. 证件提供机构的组织机构代码□□□□□□□□－□
3. 入库日期□□□□年□□月□□日
4. 入库证件起始编号□□□□□□□□□
5. 入库证件终止编号□□□□□□□□□
6. 入库证件数量＿＿＿＿＿＿＿＿＿＿＿
7. 入库类型（①申领入库　②调剂入库）□

负责人：　　填报人：　　联系电话：　　填报日期：　　年　月　日

填报说明：1. 本表由出生医学证明管理机构和签发机构在证件入库登记时填报。按批次填报。

2. 证件入库当日通过省级出生医学证明管理信息系统网络报告。

2. 证件出库登记

表　　号：卫健统 59－2 表

制定机关：国家卫生健康委

批准机关：国家统计局

批准文号：国统制〔2018〕50 号

有效期至：2021 年 04 月

填报单位组织机构代码□□□□□□□□-□　行政区划代码□□□□□□

---

1. 证件接收机构名称＿＿＿＿＿＿＿＿＿＿＿

2. 证件接收机构的组织机构代码□□□□□□□□-□

3. 出库日期□□□□年□□月□□日

4. 出库证件起始编号□□□□□□□□□

5. 出库证件终止编号□□□□□□□□□

6. 出库证件数量＿＿＿＿＿＿＿＿＿＿＿

7. 出库类型（①申领出库　②调剂出库　③签发打印　④废证）□

8. 废证原因（①打印错误　②遗失　③毁损　④其他）□

9. 废证经办人＿＿＿＿＿＿＿＿＿＿

负责人：　　填报人：　　联系电话：　　　填报日期：　　年　月　日

填报说明：1. 本表由出生医学证明管理机构和签发机构在证件出库或废证登记时填报。

2. 第 7 项（出库类型）选择"①""②""③"的，不填报第 8、9 项；第 7 项（出库类型）选择"④废证"的，不填报第 1、2 项，单张废证的第 4 项与第 5 项一致。某个证件管理机构或签发机构年内入库和出库的证件数量应该一致。

3. 证件出库或作废当日通过省级出生医学证明管理信息系统网络报告。

孕产妇死亡报告卡

表　　号：卫健统 60-1 表

制定机关：国家卫生健康委

20 ＿＿＿ 年　批准机关：国家统计局

批准文号：国统制〔2018〕50 号

有效期至：2021 年 04 月

常住址＿＿＿＿省＿＿＿＿市＿＿＿＿区＿＿＿＿县＿＿＿＿乡村

姓名＿＿＿＿　暂住址＿＿＿＿省＿＿＿＿市＿＿＿＿区＿＿＿＿县＿＿＿＿乡村　家属联系电话＿＿＿＿补卡□

身份证号码□□□□□□□□□□□□□□□□□□

户籍□

1. 本地　2. 非本地

计划内外□

1. 计划内　2. 计划外

年龄□□

民族□

1. 汉族　2. 少数民族（请注明＿＿＿）

文化程度□

1. 大专及以上　2. 高中或中专

3. 初中　4. 小学　5. 文盲

家庭年人均收入（元）□

1. <1000　2. 1000~　3. 2000~

4. 4000~　5. 8000~

居住地区□

1. 平原　2. 山区　3. 其他地区

孕产次

孕次□□

产次□□

人工流产、引产次□□

末次月经

年		月	日

分娩时间

年		月	日	时

死亡时间

年		月	日	时

分娩地点□

1. 省（地、市）级医院　2. 县区级医院

3. 乡镇（街道）卫生院　4. 村接生室

5. 家中　6. 途中　7. 其他

死亡地点□

1. 省（地、市）级医院　2. 县区级医院

3. 乡镇（街道）卫生院　4. 村接生室

5. 家中　6. 途中　7. 其他

分娩方式□

0. 未娩　1. 自然产　2. 阴道手术产

3. 剖宫产

新法接生□

1. 是　　2. 否

接生者□

1. 医务人员　2. 乡村医生　3. 接生员

4. 其他人员

产前检查□

1. 有　　2. 无

初检孕周□□

产检次数□□

致死的主要疾病诊断

(a) 直接导致死亡的疾病或情况

(b) 引起（a）的疾病或情况

(c) 引起（b）的疾病或情况

(d) 引起（c）的疾病或情况

死因诊断依据□

1. 病理尸检　2. 临床　3. 推断

根本死因　分类　□□

ICD-10 编码　　□□□□

县区级医疗保健机构评审结果□

1. 可避免　2. 不可避免　3. 无法评审

影响死亡的主要因素□□

□□

调查结论□□□

1. 就诊延误　2. 交通延误　3. 医疗机构延误 市地州级医疗保健机构评审结果□ 1. 可避免　2. 不可避免　3. 无法评审 影响死亡的主要因素□□ 　　　　　　　□□ 调查结论□□□ 1. 就诊延误　2. 交通延误　3. 医疗机构延误 省级医疗保健机构评审结果□ 1. 可避免　2. 不可避免　　3. 无法评审 影响死亡的主要因素□□ 　　　　　　　□□	调查结论□□□ 1. 就诊延误　2. 交通延误　3. 医疗机构延误 国家级评审结果□ 1. 可避免　　2. 不可避免　3. 无法评审 影响死亡的主要因素□□ 　　　　　　　□□ 调查结论□□□ 1. 就诊延误　2. 交通延误　3. 医疗机构延误 死亡病历摘要或调查小结 （请加附页）

填报单位：　　　填报人：　　　填报日期：＿＿＿＿年＿＿＿＿月＿＿＿＿日

填报说明：1. 本表由监测县区妇幼保健机构填报，统计范围为死亡的孕产妇。

2. 本表为半年报，县区级每半年完成本级孕产妇死亡评审后，填写本级的评审结果，并上报该半年的孕产妇死亡报告卡。各级逐级填写本级孕产妇死亡评审结果。报送方式为妇幼监测信息系统网络直报和纸质报表并行。

3. 根本死因是指引起一系列直接导致死亡事件的那个疾病或损伤，根本死因分类分别按照监测工作手册的"孕产妇死亡死因分类编号"和ICD-10编码填写，ICD-10编码采用4位国际疾病分类代码，由妇幼卫生监测数据直报系统自动生成。

4. 调查结论可多选，在方框内填写相应的编码。

孕产妇死亡死因分类编号

01 流产	23 静脉血栓形成及肺栓塞症
02 异位妊娠	24 肺结核
03 妊娠剧吐	25 肺炎
04 死胎	26 支气管哮喘
05 妊娠期高血压疾病	27 急、慢性病毒性肝炎
06 前置胎盘	28 特发性脂肪肝
07 胎盘早剥	29 肝硬化
08 产后宫缩乏力	30 各类胆道系统疾病
09 胎盘滞留	31 各类胰腺炎
10 软产道裂伤	32 蛛网膜下腔出血
11 子宫破裂	33 癫痫
12 子宫内翻	34 缺铁性贫血
13 羊水栓塞	35 再生障碍性贫血
14 产褥感染	36 其他血液病
15 产褥中暑	37 妊娠合并糖尿病
16 产褥期抑郁症	38 妊娠合并内分泌系统疾病
17 晚期产后出血	39 妊娠合并急、慢性肾炎
18 其他产科原因	40 肾病综合征
19 风湿性心脏病	41 系统性红斑狼疮
20 先天性心脏病	42 获得性免疫缺陷综合征
21 其他心脏病	43 妊娠合并各系统恶性肿瘤
22 慢性高血压	44 其他疾病

孕产妇死亡监测表

表　　号：卫健统 60－2 表

制定机关：国家卫生健康委

20＿＿＿年＿＿季　　批准机关：国家统计局

批准文号：国统制［2018］50 号

有效期至：2021 年 04 月

＿＿＿＿＿省（自治区、直辖市）＿＿＿＿＿县区

乡镇（街道）	本地户籍		非本地户籍		总人口数
	活产数	孕产妇死亡数	活产数	孕产妇死亡数	
	（1）	（2）	（3）	（4）	（5）

填报单位：　　填报人：　　填报日期：＿＿＿＿年＿＿＿＿月＿＿＿＿日

填报说明：1. 本表由监测地区乡镇卫生院和社区卫生服务机构收集本辖区数据上报，季报表填写第（1）至（4）栏，年报表填写（1）至（5）栏全年数。

2. 第（3）、（4）栏指非本地户籍在监测地区内发生的活产数和死亡数，不受居住时间限制。

3. 本表为季报和年报。监测县区妇幼保健机构每年 5 月 28 日网络直报本年第 1 季度报表，8 月 28 日直报本年第 2 季度报表，11 月 28 日直报本年第 3 季度报表，下年 1 月 31 日前直报本年第 4 季度报表和年报表。年报统计起止时间为本年度 1 月 1 日至本年度 12 月 31 日。

4. 报送方式为妇幼卫生监测系统网络直报和纸质报表并行，但纸质报表只报送至省级妇幼保健机构。

儿童死亡报告卡

表　　号：卫健统 61－1 表
制定机关：国家卫生健康委
批准机关：国家统计局
批准文号：国统制［2018］50 号
有效期至：2021 年 04 月

20____年

县区□□□□□□　补卡□

编号：______________
住址：_____乡镇（街道）_____居（村）委会
父亲姓名_______母亲姓名_______
母亲身份证号□□□□□□□□□□□□□□□□□□
儿童姓名_____联系电话____________
户籍：(1) 本地户籍　(2) 非本地户籍居住 1 年以下　(3) 非本地户籍居住 1 年及以上
性别：1. 男　2. 女　3. 不明　9. 不详
出生日期

年				月		日			

出生体重_____克　(1) 测量　(2) 估计
孕周_____周
出生地点：_____
(1) 省（市）医院（医院名称_____）
(2) 县区医院（医院名称_____）
(3) 乡镇（街道）卫生院
(4) 村（诊所）卫生室
(5) 途中
(6) 家中
(9) 不详
死亡日期

年				月		日			

死亡年龄_____岁_____月_____天_____小时_____分
死亡诊断：
(a) 直接导致死亡的疾病或情况
(b) 引起 (a) 的疾病或情况
(c) 引起 (b) 的疾病或情况
(d) 引起 (c) 的疾病或情况
根本死因　分类编号□□

ICD－10 编码□□□□□
死亡地点：
(1) 医院（医院名称_____）
(2) 就医途中
(3) 转院或诊治后返家途中
(4) 家中
(5) 其他（请注明）
(9) 不详
死前治疗：□
(1) 住院　(2) 门诊
(3) 未治疗　(9) 不详
治疗医院名称：____________________
治疗医院级别：□
(1) 省（市）
(2) 县区
(3) 乡镇（街道）
诊断级别□
(1) 省（市）
(2) 县区
(3) 乡镇（街道）
(4) 村（诊所）
(5) 未就医
(9) 不详
未治疗或未就医的主要原因：□（单选）
(1) 经济困难
(2) 交通不便
(3) 来不及送医院
(4) 家长认为病情不严重
(5) 风俗习惯
(6) 其他（请注明_____）
(9) 不详
死因诊断依据：□
(1) 病理尸检
(2) 临床
(3) 死后推断

填报单位：　　　填报人：　　　填报日期：＿＿＿年＿＿＿月＿＿＿日

填报说明：1. 本卡由监测县区乡镇卫生院、社区卫生服务机构填写上报。统计范围为户籍和非户籍人口中死亡的5岁以下（0~4岁）儿童。

2. 本卡为年报。县区级妇幼保健机构每年1月31日前上报上一年度全年死亡卡。报送方式为妇幼卫生监测系统网络直报和纸质报表并行。

3. 根本死因填写详细疾病名称，分类编码填写"儿童死因分类编号"。ICD－10编码采用4位国际疾病分类代码，由妇幼卫生监测数据直报系统自动生成。

4. 导致死亡的疾病，如果死前经两家或两家以上医院治疗，治疗医院名称填写最高级别医院的名称。

儿童死因分类编号

01 痢疾	18 早产或低出生体重
02 败血症	19 出生窒息
03 麻疹	20 新生儿破伤风
04 结核	21 新生儿硬肿症
05 其他传染病和寄生虫病	22 颅内出血
06 白血病	23 其他新生儿病
07 其他肿瘤	24 溺水
08 脑膜炎	25 交通意外
09 其他神经系统疾病	26 意外窒息
10 肺炎	27 意外中毒
11 其他呼吸系统疾病	28 意外跌落
12 腹泻	29 其他意外
13 其他消化系统疾病	30 内分泌、营养及代谢疾病
14 先天性心脏病	31 血液及造血器官疾病
15 神经管畸形	32 循环系统疾病
16 先天愚型	33 泌尿系统疾病
17 其他先天异常	34 其他
	35 诊断不明

5 岁以下儿童死亡监测表

表　　号：卫健统 61－2 表
制定机关：国家卫生健康委
批准机关：国家统计局
批准文号：国统制〔2018〕50 号
有效期至：2021 年 04 月

20 ___ 年 ___ 季

_____ 省（自治区、直辖市）_____ 县区

监测街道(乡镇)	总人口数	1~4岁儿童数	本地户籍								非本地户籍															
											总计								其中：非本地户籍居住1年及以上							
			活产数			死亡数				活产数			死亡数				活产数			死亡数			
			男	女	性别不明	新生儿	婴儿	1~4岁儿童	0~4岁儿童	男	女	性别不明	新生儿	婴儿	1~4岁儿童	0~4岁儿童	男	女	性别不明	新生儿	婴儿	1~4岁儿童	0~4岁儿童

填报单位：　　　填报人：　　　填报日期：_____ 年 _____ 月 _____ 日

填报说明：1. 总人口数和 1~4 岁儿童数指当年度 12 月 31 日 24 时辖区内的总人口数和 1~4 岁儿童数。

2. 本表由监测地区乡镇卫生院和社区卫生服务机构收集本辖区数据上报。统计范围为户籍和非户籍人口中 5 岁以下（0~4 岁）儿童。

3. 本地户籍：①已报户籍儿童以本人户籍所在地；②未报户籍儿童以母亲孕产妇系统管理或户籍所在地。不包括户籍在监测地区但离开本地 1 年以上者。非本地户籍：暂住地在监测地区内的流动人口。

4. 本表为季报、年报。活产数、死亡数按季度上报，县区级妇幼保健机构每年 5 月 28 日网络直报本年第 1 季度报表，8 月 28 日直报本年第 2 季度报表，11 月 28 日直报本年第 3 季度报表，下年 1 月 31 日前直报本年第 4 季度报表和年报表。总人口数、1~4 岁儿童数为年报。年报统计起止时间为本年度 1 月 1 日至 12 月 31 日。报送方式为妇幼监测信息系统网络报告和纸质报表并行，但纸质报表只报送至省级妇幼保健机构。

5. 0~4 岁儿童死亡数等于婴儿死亡数与 1~4 岁儿童死亡数之和。

医疗机构出生缺陷儿登记卡

表　　号：卫健统 62－1 表

制定机关：国家卫生健康委

20 ___ 年　批准机关：国家统计局

批准文号：国统制［2018］50 号

有效期至：2021 年 04 月

_____省（自治区、直辖市）_____县（市、区）_____医院（保健院、所），医院编码□□□□□□□□□□

产妇情况	住院号_____ 姓名_____ 民族_____ 出生日期_____年___月___日或实足年龄_____岁
	母亲身份证号□□□□□□□□□□□□□□□□□□ 通信地址_____
	联系电话_____ 孕次_____ 产次_____ 常住地□ 1. 城镇 2. 乡村
	家庭年人均收入（元）□ 1. ＜1000 2. 1000～ 3. 2000～ 4. 4000～ 5. 8000～
	文化程度□ 1. 文盲 2. 小学 3. 初中 4. 高中、中专 5. 大专及以上

| 缺陷儿情况 | 出生日期_____年___月___日
胎龄_____周（如不详，请圈□）
1. ＜28 周；2. ≥28 周）
出生体重_____克
胎数 1. 单胎 2. 双胎 3. 三胎及以上□
若双胎或三胎及以上，请圈
1. 同卵 2. 异卵 | 性别□ 1. 男 2. 女 3. 不明 9. 不详
结局□ 1. 存活 2. 死胎/死产 3. 0－6 天死亡
诊断为出生缺陷后治疗性引产□
1. 是 2. 否
诊断依据□ 1. 临床 2. 超声 3. 尸解 4. 生化检查
（AFP、HCG、其他） 5. 染色体 6. 其他
畸形确诊时间□ 1. 产前（孕周）
2. 产后七天内 |

| 出生缺陷诊断 | 01 无脑畸形（Q00）…………□
02 脊柱裂（Q05）…………□
03 脑膨出（Q01）…………□
04 先天性脑积水（Q03）…………□
05 腭裂（Q35） 左 中 右 …………□
06 唇裂（Q36） 左 中 右 …………□
07 唇裂合并腭裂（Q37） 左 中 右 …
…………□
08 小耳（包括无耳）（Q17.2，Q16.0）
左 右…………□
09 外耳其他畸形（小耳、无耳除外）
（Q17） 左 右…………□
10 食道闭锁或狭窄（Q39）…………□
11 直肠肛门闭锁或狭窄（包括无肛）（Q42）
…………□
12 尿道下裂（Q54）…………□
13 膀胱外翻（Q64.1）…………□
14 马蹄内翻足（Q66.0） 左 右……□
15 多指（Q69） 左 右…………□
多趾（Q69） 左 右…………□ | 16 并指（Q70） 左 右…………□
并趾（Q70） 左 右…………□
17 肢体短缩〔包括缺指（趾）、裂手（足）〕
上肢（Q71） 左 右…………□
下肢（Q72） 左 右…………□
18 先天性膈疝（Q79.0）…………□
19 脐膨出（Q79.2）…………□
20 腹裂（Q79.3）…………□
21 联体双胎（Q89.4）…………□
22 唐氏综合征（21－三体综合征）
（Q90）…………□
23 先天性心脏病（Q20－26）…………□
写明类型：
24 其他（写明病名并详细描述）…□
备注： |

续表

孕早期情况	患病	服药	接触其他有害因素
	发烧（>38℃） 病毒感染（类型：　　　　） 糖尿病 其他：	磺胺类（名称：　　　） 抗生素（名称：　　　） 避孕药（名称：　　　） 镇静药（名称：　　　） 其他：	饮酒（剂量：　　　　） 农药（名称：　　　　） 射线（类型：　　　　） 化学制剂（名称：　　　） 其他：
家庭史	产妇异常生育史：1. 死胎　　　　例　2. 自然流产　　　　例 3. 缺陷儿　　　　例（缺陷名：　　　　、　　　　、　　　　） 家庭遗传史：缺陷名　　　　　与缺陷儿亲缘关系　　　　 缺陷名　　　　　与缺陷儿亲缘关系　　　　 缺陷名　　　　　与缺陷儿亲缘关系　　　　 近亲婚配史：1. 不是　2. 是（关系　　　　）		

填　表　人：　　　　　职称：　　　　　填表日期：　　　　年　　月　　日

医院审表人：　　　　　职称：　　　　　审表日期：　　　　年　　月　　日

省级审表人：　　　　　职称：　　　　　审表日期：　　　　年　　月　　日

填报说明：1. 本卡由出生缺陷监测医院填报。统计范围为在出生缺陷监测医院内住院分娩且被确诊为出生缺陷的患儿。

2. 本卡为季报，报送方式为妇幼卫生监测系统网络直报和纸质报表并行。县区级监测机构每年 5 月 28 日网络直报本年第 1 季度登记卡，8 月 28 日直报本年第 2 季度登记卡，11 月 28 日直报本年第 3 季度登记卡，下年 1 月 31 日前直报本年第 4 季度登记卡。

围产儿数季报表

表　　号：卫健统 62−2 表

制定机关：国家卫生健康委

20 ___ 年 ___ 季　　批准机关：国家统计局

批准文号：国统制〔2018〕50 号

有效期至：2021 年 04 月

_____ 省（自治区、直辖市）_____ 县区 _____ 医院（保健院、所），医院编码□□□□□□□□□□

月份	产妇年龄（岁）	城镇（例）			乡村（例）			合计	围产儿情况		城镇（例）	乡村（例）
		男	女	性别不明	男	女	性别不明		出生缺陷			
	<20								围产儿死亡	死胎死产		
	20～											
	25～									0−6天死亡		
	30～									合计		
	35～								胎数	双胎	三胎及以上	
	合计									（胞）	（胞）	
月份	产妇年龄（岁）	城镇（例）			乡村（例）			合计	围产儿情况		城镇（例）	乡村（例）
		男	女	性别不明	男	女	性别不明		出生缺陷			
	<20								围产儿死亡	死胎死产		
	20～											
	25～									0−6天死亡		
	30～									合计		

续表

月份	产妇年龄（岁）	城镇（例） 男	女	性别不明	乡村（例） 男	女	性别不明	合计	围产儿情况		城镇（例）	乡村（例）
	35～								胎数	双胎	三胎及以上	
	合计									（胞）	（胞）	
月份	产妇年龄（岁）	城镇（例） 男	女	性别不明	乡村（例） 男	女	性别不明	合计	围产儿情况 出生缺陷		城镇（例）	乡村（例）
	＜20								围产儿死亡	死胎死产		
	20～											
	25～									0－6天死亡		
	30～									合计		
	35～								胎数	双胎	三胎及以上	
	合计									（胞）	（胞）	

备注：

填　表　人：_____　职称：_____　填表日期：_____年___月___日

医院审表人：_____　职称：_____　填表日期：_____年___月___日

省级审表人：_____　职称：_____　填表日期：_____年___月___日

填报说明：1. 本表由出生缺陷监测医院填报。统计范围为在出生缺陷监测医院内住院分娩的围产儿。

2. 本表为季报，报送方式为妇幼卫生监测系统网络直报和纸质报表并行，但纸质报表只报送至省级妇幼保健机构。县区级妇幼保健机构每年5月28日网络直报本年第1季度报表，8月28日直报本年第2季度报表，11月28日直报本年第3季度报表，下年1月31日前直报本年第4季度报表。

居委会（村）出生缺陷儿登记表

表　　号：卫健统 63-1 表

制定机关：国家卫生健康委

批准机关：国家统计局

批准文号：国统制〔2018〕50 号

有效期至：2021 年 04 月

_____省（自治区、直辖市）_____县区_____乡镇（街道）_____居委会（村）

胎婴儿编号□□

---

1. 患儿家庭情况

父亲姓名_____　年龄_____（岁）民族_____身份证号码_____

母亲姓名_____　年龄_____（岁）民族_____身份证号码_____

孕次_____　产次_____　　户籍：1. 本地　2. 非本地居住 1 年以下　3. 非本地居住 1 年及以上

现住址_____　邮编_____　联系电话_____

---

2. 患儿基本情况

姓名_____　出生日期___年___月___日　性别 1. 男 2. 女 3. 不明 4. 不详

出生孕周_____（周）　出生体重_____（克）

胎数　1. 单胎　2. 双胎　3. 三胎及以上

监测期结局　1. 存活　2. 死胎/死产　3. 0-6 天死亡　4. 7~27 天死亡　5. 28~42 天死亡

产前诊断为出生缺陷后治疗性引产　1. 是（缺陷名称_____）　2. 否

出生地点　1. 医院_____　2. 卫生院_____　3. 家中　4. 其他（写明）_____

---

3. 出生缺陷诊断情况

名称（1）_____

特征描述：部位及大小_____

形状及颜色_____

其他_____

诊断时间 1. 产前（孕___周）　2. 生后（___月___天）

诊断依据 1. 临床 2. 超声 3. 尸解 4. 生化检查（AFP、HCG、其他_____）5. 染色体_____ 6. 其他_____

名称（2）_____

特征描述：部位及大小_____

形状及颜色_____

其他_____

诊断时间 1. 产前（孕_____周）　2. 生后（___月___天）

诊断依据 1. 临床 2. 超声 3. 尸解 4. 生化检查（AFP、HCG、其他_____）5. 染色体_____ 6. 其他_____

名称（3）_____

特征描述：部位及大小_____

形状及颜色_____

其他_____

诊断时间 1. 产前（孕_____周）　2. 生后（___月___天）

诊断依据 1. 临床　2. 超声　3. 尸解　4. 生化检查（AFP、HCG、其他_____）

5. 染色体_____　6. 其他_____

名称（4）_____

特征描述：部位及大小_____

形状及颜色_____

其他_____

诊断时间 1. 产前（孕_____周）　2. 生后（_____月_____天）

诊断依据 1. 临床　2. 超声　3. 尸解　4. 生化检查（AFP、HCG、其他_____）

5. 染色体_____　6. 其他_____

---

4. 辅助诊断材料

附上患儿照片　1. 有（张数_____）　2. 无其他诊断材料　1. 有（张数_____）

2. 无

---

5. 诊断级别

1. 省级医院　2. 地市级医院　3. 县区级医院　4. 乡镇（街道）卫生院　5. 其他

_____

填　表　人_____　职称_____　单位_____　填表日期_____年___月___日

县级审表人_____　职称_____　单位_____　审表日期_____年___月___日

填报说明：1. 本表由监测地区乡镇卫生院、社区卫生服务机构等监测单位收集本辖区数据后填写。统计范围为医疗机构确诊的出生缺陷儿。

　　　　　2. 本表为月报，次月底前上报。报送方式为妇幼卫生监测系统网络直报和纸质报表并行。

出生情况及婴儿随访登记表

表　　号：卫健统 63-2 表

制定机关：国家卫生健康委

批准机关：国家统计局

批准文号：国统制〔2018〕50 号

有效期至：2021 年 04 月

20____年____月

_____省（自治区、直辖市）_____县区_____乡镇（街道）_____居委会（村）

胎婴儿编号□□

1. 家庭情况
父亲姓名_____　　　　身份证号码_____ 母亲姓名_____　　　　身份证号码_____ 年龄_____（岁）民族_____ 孕次_____　产次_____ 户籍　1. 本地　　2. 非本地居住 1 年以下　　3. 非本地居住 1 年及以上
2. 基本情况
出生日期___年___月___日　性别　1. 男　2. 女　3. 不明 出生孕周_____（周）　出生体重_____（克） 胎数　1. 单胎　2. 双胎　3. 三胎以上 出生地点 1. 医院　2. 卫生院　3. 家中　4. 其他（写明）_____ 监测期结局　1. 活产　2. 死胎/死产　3. 0～6 天死亡　4. 7～27 天死亡　5. 28～42 天死亡
3. 出生缺陷诊断情况
产前诊断为出生缺陷　　　　　　　　　1. 是　2. 否 0～6 天诊断为出生缺陷　　　　　　　1. 是　2. 否 7～27 天诊断为出生缺陷　　　　　　 1. 是　2. 否 28～42 天诊断为出生缺陷　　　　　　1. 是　2. 否
备注

填表人：_____　职称：_____　填表日期：_____年___月___日

乡镇/街道审表人：_____　职称：_____　填表日期：_____年___月___日

填报说明：1. 本表由监测地区乡镇卫生院、社区卫生服务机构等监测单位收集本辖区数据后填写。

　　　　　2. 统计范围为围产儿和婴儿。

　　　　　3. 本表为月报，次月底以前上报。报送方式为妇幼卫生监测系统网络直报。

五、主要指标解释及填表说明

（一）孕产妇保健和健康情况年报表

1. 活产数：指妊娠满 28 周及以上（如孕周不清楚，可参考出生体重达 1000 克及以上），娩出后有心跳、呼吸、脐带搏动、随意肌收缩 4 项生命体征之一的新生儿数。

上报时按男婴活产数、女婴活产数和性别不明活产数（包括两性畸形、性别不详等）分别上报。

2. 产妇数：指该地区该统计年度内妊娠满 28 周及以上（如孕周不清楚，可参考出生体重达 1000 克及以上）的分娩产妇人数。

3. 孕产妇保健管理情况。

（1）产妇早孕建册人数：指该地区该统计年度内在孕 13 周前建册并进行第一次产前检查的产妇人数。

（2）产妇产前检查人数：指该地区该统计年度内接受过一次及以上产前检查的产妇人数。仅做妊娠试验的初次检查、因临产入院进行的产前检查不计算在内。

（3）产妇产前检查 5 次及以上人数：指该地区该统计年度内接受过 5 次及以上产前检查的产妇人数。5 次检查要按照《国家基本公共卫生服务规范（第三版）》的要求完成，即孕 13 周前 1 次，孕 16～20 周 1 次，孕 21～24 周 1 次，孕 28～36 周 1 次，孕 37～40 周 1 次。仅做妊娠试验的初次检查、因临产入院进行的产前检查不计算在内。

（4）产妇孕早期产前检查人数：指该地区该统计年度内孕 13 周内（不满孕 13 周）接受产前检查的产妇人数。

（5）产妇孕产期血红蛋白检测人数：指该地区该统计年度内孕期和产后 42 天内至少接受过一次血红蛋白检测的产妇人数。

（6）产妇孕产期贫血人数：指该地区该统计年度内孕期和产后 42 天内至少一次检查发现患有贫血的产妇人数。贫血的诊断标准为血红蛋白含量小于 110 克/升。

（7）产妇艾滋病病毒检测人数：指该地区该统计年度内孕期至产时接受过一次及以上艾滋病病毒抗体检测的产妇人数。接受过多次检测的按一人统计。

（8）孕产妇艾滋病病毒感染人数：指该地区该统计年度内孕期至产时接受艾滋病病毒抗体检测的孕产妇中艾滋病病毒抗体确证试验阳性的人数。注：孕产妇艾滋病病毒感染人数包括孕期至产时艾滋病病毒抗体确证试验阳性的产妇人数，以及孕期艾滋病病毒抗体确证试验阳性的在孕 28 周前终止妊娠或失访的孕妇人数。

（9）产妇梅毒检测人数：指该地区该统计年度内孕期至产时接受过一次及以上梅毒检测的产妇人数。接受过多次检测的按一人统计。

（10）产妇梅毒感染人数：指该地区该统计年度内接受梅毒检测的产妇中确诊为感染梅毒的人数。诊断标准要求梅毒螺旋体抗原血清学试验（TPHA/TP-PA/ELISA）和非梅毒螺旋体抗原血清学试验（RPR/TRUST）均阳性。

（11）产妇乙肝表面抗原检测人数：指该地区该统计年度内孕期至产时接受过一次及以上乙肝表面抗原检测的产妇人数。接受过多次检测的按一人统计。

（12）产妇乙肝表面抗原阳性人数：指该地区该统计年度内接受乙肝表面抗原检测的产妇中乙肝表面抗原阳性的人数。

（13）孕产妇产前筛查人数：指该地区该统计年度内，在孕早期和孕中期（孕7－20周）用血清学方法对胎儿进行唐氏综合征（21－三体综合征）、18－三体综合征和神经管畸形这三种先天性缺陷和遗传性疾病筛查的孕产妇人数。进行过多次筛查者按一人统计。暂不包括超声学筛查。

（14）孕产妇产前筛查高危人数：指该地区该统计年度内接受产前血清学筛查的孕产妇中筛出高危的人数，暂不包括超声学筛查出可疑胎儿畸形的孕产妇人数。

（15）孕产妇产前诊断人数：指该地区该统计年度内由所属省、自治区、直辖市卫生行政部门审查批准的具有产前诊断资质的医疗保健机构对胎儿进行先天性缺陷和（或）遗传性疾病诊断的孕产妇人数，包括超声诊断、细胞遗传学诊断和分子遗传学诊断（不包括只做遗传咨询者）。

（16）孕产妇产前诊断确诊人数：指该地区该统计年度内接受产前诊断的孕产妇中确诊的先天性缺陷和（或）遗传性疾病的人数。

（17）产妇产后访视人数：指该地区该统计年度内于产妇出院后1周内接受过一次及以上产后访视的产妇人数。

（18）产妇系统管理人数：指该地区该统计年度内按系统管理程序要求，从妊娠至产后28天内有过孕早期产前检查、至少5次产前检查、新法接生和产后访视的产妇人数。

4．接生情况。

（1）住院分娩活产数：指该地区该统计年度内在取得助产技术资质的机构分娩的活产数。

（2）剖宫产活产数：指该地区该统计年度内采用剖宫产手术分娩的活产数。

5．孕产妇死亡情况。

孕产妇死亡：妇女在妊娠期至妊娠结束后42天以内，由于任何与妊娠或妊娠处理有关的或由此而加重了的原因导致的死亡称为孕产妇死亡，但不包括意外事故死亡。

6. 围产儿情况。

（1）低出生体重儿数：指出生体重低于 2500 克的活产数。

（2）巨大儿数：指出生体重大于或等于 4000 克的活产数。

（3）早产儿数：指妊娠不满 37 周分娩出的活产数。

（4）死胎/死产数：指妊娠满 28 周及以上（如孕周不清楚，可参考出生体重达 1000 克及以上）的胎儿在宫内死亡（死胎）以及在分娩过程中死亡（死产）的例数。

（5）0～6 天死亡数：指妊娠满 28 周及以上（如孕周不清楚，可参考出生体重达 1000 克及以上）的新生儿在产后 0～6 天死亡的人数。早期新生儿死亡数分性别统计。

（6）围产儿死亡数：包括死胎/死产数、早期新生儿死亡数。

（二）住院分娩情况月报表

住院分娩总活产数：指该地区该统计月度内在取得助产技术资质的医疗卫生机构分娩的总活产数。活产数等概念同"孕产妇保健和健康情况年报表"。

（三）产妇分娩信息登记表

本表所指产妇是指该地区或该医疗卫生机构内的妊娠满 28 周及以上（如孕周不清楚，可参考出生体重达 1000 克及以上）的分娩产妇。本表所记录的分娩信息主要是指该产妇该次分娩的相关信息。

1. 医疗机构名称：负责上报产妇分娩信息的医疗机构的名称。

2. 产妇姓名：产妇在公安管理部门登记注册的姓名。

3. 建档时间：助产机构提供首次孕产妇健康管理服务或建立孕产妇保健卡的时间，时间格式为 YYYYMMDD。

4. 产妇住院病案号：产妇住院分娩时的住院病案首页中的病案号。

5. 产妇身份证件号码：产妇身份证件上唯一的法定标识符。

6. 产妇出生日期：产妇法定身份证件上记载的公元纪年出生日期，格式为 YYYYMMDD。

7. 产妇国籍、民族：国家有关标准（GB/T2659、GB/T3304）中关于国籍和民族的代码。

8. 产妇户籍所在地：产妇户籍所在地的名称。

9. 产妇实际居住地：产妇目前实际居住的地址名称。

10. 孕次：产妇在既往生育史中被确诊为妊娠的次数，含该次妊娠。

11. 产次：产妇在既往生育史中分娩孕周≥28 周的分娩次数，含该次分娩。

12. 孕周：从末次月经开始至分娩时，产妇的实际妊娠周数。

13. 本次是否属于高危妊娠：医疗机构根据相关诊疗规范、标准等判定的产妇在该次妊娠中是否存在高危因素和风险的情况。

14. 分娩地点：分娩结果发生时产妇所处的地点，分为医疗机构内和医疗机构外。

15. 分娩方式：产妇该次妊娠胎儿娩出的方式，分为阴道产和剖宫产。臀牵引术、胎头吸引术、产钳术、毁胎术、内倒转术均属阴道手术产范围。

16. 分娩日期：按胎儿娩出的实际日期填写，按照年、月、日公元纪年格式填写。

17. 妊娠结局：按照单胎妊娠和多胎妊娠的情况填写，如为单胎妊娠则只填报"胎儿一"的妊娠结局，如为多胎妊娠则据实分别填报第一、二、三、四胎儿的妊娠结局。性别：据实填报男或女，性别不明指两性畸形或出生时难以通过第一性征辨认性别。活产：指妊娠满 28 周及以上（如孕周不清楚，可参考出生体重达 1000 克及以上），娩出后有心跳、呼吸、脐带搏动、随意肌收缩 4 项生命体征之一的新生儿。死胎/死产：指妊娠满 28 周及以上（如孕周不清楚，可参考出生体重达 1000 克及以上）的胎儿在宫内死亡（死胎）以及在分娩过程中死亡（死产）的胎儿。1 分钟 Apgar 评分：助产机构的医务人员根据新生儿出生 1 分钟内的心率、呼吸、肌张力、喉反射及皮肤颜色等 5 项体征所做的评分，用 0～10 表示。

（四）孕产妇死亡个案报告表

1. 孕产妇死亡是指妇女在妊娠期至妊娠结束后 42 天以内，由于任何与妊娠或妊娠处理有关的或由此而加重的原因导致的死亡，不包括意外事故造成的死亡。

2. 所有日期按公历填写。死亡时间和分娩时间精确到小时，采用 24 小时制填写。

3. 孕次是指既往怀孕次数（含本次妊娠），产次指既往孕周≥28 周的分娩次数（如本次已分娩，则含本次）。

4. 医院等级按照政府主管部门确定的医院级别和医院等次填写。

5. 初步判定的致死原因是指发生孕产妇死亡的医疗机构与县级妇幼保健机构初步认定的死亡原因。

6. 阴道手术产包括胎头吸引术、产钳术、臀助产术和臀牵引术等，阴道侧切术归为阴道自然分娩。

7. 跨省（自治区、直辖市）死亡指死亡发生地与孕产妇常住地（或户籍地）不一致的情况。居住满 6 个月及以上为常住地。

（五）七岁以下儿童保健和健康情况年报表

1. 儿童数：分别填写 7 岁以下、5 岁以下和 3 岁以下三个年龄段的儿童人口数。计算年龄均以当年 9 月 30 日 24 时为标准时点。

（1）7 岁以下儿童数：指至当年 9 月 30 日不满 7 周岁的全部儿童数。

（2）5岁以下儿童数：指至当年9月30日不满5周岁的全部儿童数。

（3）3岁以下儿童数：指至当年9月30日不满3周岁的全部儿童数。

2. 5岁以下儿童死亡情况。

以下三项儿童死亡指标分性别统计，性别分为男、女、性别不明（包括性别不详、两性畸形等）。

（1）5岁以下儿童死亡数：指出生至不满5周岁的儿童死亡人数。满5周岁的儿童死亡不计在内。

（2）婴儿死亡数：指出生至不满1周岁的活产婴儿死亡人数。满1周岁的儿童死亡不计在内。

（3）新生儿死亡数：指出生至28天内（0～27天）死亡的新生儿数。满28天死亡的新生儿不计在内。

3. 6个月内婴儿母乳喂养情况。

（1）母乳喂养调查人数：进行0～5个月婴儿母乳喂养调查的人数。

（2）母乳喂养人数：调查的0～5个月婴儿中过去24小时内（调查前24小时内）喂养过母乳的人数，含纯母乳喂养。

（3）纯母乳喂养人数：调查的0～5个月婴儿中过去24小时内纯母乳喂养的人数。纯母乳喂养是指调查前24小时内，除喂母乳外，不添加任何辅助食品和饮料及水，但在有医学指征的情况下可加少量维生素、矿物质和药物。

4. 7岁以下儿童保健服务。

（1）新生儿访视人数：指新生儿出院后1周内接受1次及以上访视的新生儿人数。

（2）7岁以下儿童健康管理人数：指该统计年度内7岁以下儿童接受1次及以上体格检查（身高和体重等）的总人数。一个儿童当年如接受了多次查体，也只按1人计算。

（3）3岁以下儿童系统管理人数：指该统计年度内3岁以下儿童按年龄要求接受生长监测或4：2：2体格检查（身高和体重等）的总人数。新生儿访视时的体检次数不包括在内。

5. 5岁以下儿童营养评价。

评价标准：采用2006年世界卫生组织（WHO）标准。指标定义依据卫生部《儿童营养性疾病管理技术规范（2012）》。

（1）身高（长）体重检查人数：5岁以下儿童该统计年度内进行身高（长）和体重测量的实际人数。进行体检但未测量身高（长）或体重，或仅在出生时测量身高（长）或体重但在该统计年度内未再进行身高（长）或体重测量的人不计在内。在该年度内进行多次身高（长）和体重测量者只按一人统计。

（2）低体重人数：对照WHO标准的体重参考值，计算5岁以下儿童在该统

计年度内至少有一次测量体重低于同年龄标准人群体重中位数减 2 个标准差的人数（低出生体重不包括在内）。

（3）生长迟缓人数：对照 WHO 标准的身高（长）参考值，计算 5 岁以下儿童在该统计年度内至少有一次测量身高（长）低于同年龄标准人群身高（长）中位数减 2 个标准差的人数。

（4）消瘦人数：对照 WHO 标准的身高（长）别体重参考值，计算 5 岁以下儿童在该统计年度内至少有一次测量身高（长）别体重低于同年龄标准人群身高（长）别体重中位数减 2 个标准差的人数。

（5）超重人数：对照 WHO 标准的身高（长）别体重参考值，计算 5 岁以下儿童在该统计年度内至少有一次测量身高（长）别体重大于或等于同年龄标准人群身高（长）别体重中位数加 1 个标准差且小于同年龄标准人群身高（长）别体重中位数加 2 个标准差的人数。

（6）肥胖人数：对照 WHO 标准的身高（长）别体重参考值，计算 5 岁以下儿童在该统计年度内至少有一次测量身高（长）别体重大于或等于同年龄标准人群身高（长）别体重中位数加 2 个标准差的人数。

（7）血红蛋白检测人数：6～59 月龄儿童应检测血红蛋白者中，进行了血红蛋白检测的人数。

（8）贫血患病人数：在进行了血红蛋白检测的 6～59 月龄儿童中，发现患有贫血的人数。贫血的诊断标准为血红蛋白小于 110 克/升。

（9）中重度贫血患病人数：在进行了血红蛋白检测的 6～59 月龄儿童中，发现患有中重度贫血的人数。中重度贫血的诊断标准为血红蛋白小于 90 克/升。

（六）非户籍儿童与孕产妇健康状况年报表

上报指标包括活产数、5 岁以下儿童死亡数、婴儿死亡数、新生儿死亡数、0～6 天死亡数（活产数和儿童死亡指标分男、女、性别不明分别进行统计）、孕产妇死亡数、死胎/死产数。指标说明参见七岁以下儿童保健和健康情况年报表说明以及孕产妇保健和健康情况年报表说明。

（七）妇女常见病筛查情况年报表

1. 20～64 岁妇女人数：指该地区统计年度内 20～64 岁户籍妇女人数。

2. 应查人数：指该地区统计年度内按照计划应进行筛查的 20～64 岁户籍妇女人数。

3. 实查人数：指该地区统计年度内实际进行妇女常见病筛查的 20～64 岁户籍妇女人数（不包括因疾病到妇科门诊就诊的人数）。

4. 宫颈癌筛查人数：指该地区统计年度内进行宫颈癌筛查的 20～64 岁户籍妇女人数（不包括因疾病到门诊就诊的人数）。

5. 乳腺癌筛查人数：指该地区统计年度内进行乳腺癌筛查的 20～64 岁户籍

妇女人数（不包括因疾病到门诊就诊的人数）。

6. 妇女常见病患病总人数：指该地区统计年度内进行妇女常见病筛查时查出的患生殖系统疾病和乳腺疾病的人数（如一人患两种疾病按一人统计）。

7. 阴道炎、急性子宫颈炎、尖锐湿疣、子宫肌瘤、宫颈癌、乳腺癌、卵巢癌患病人数：根据病史、临床表现、实验室检查、病理诊断确诊的患病人数。

8. 子宫颈炎的定义：具备以下一个或两个体征的，可诊断为子宫颈炎：①于宫颈管或宫颈管棉拭子标本上，肉眼见到脓性或黏液脓性分泌物；②用棉拭子擦拭宫颈管时，容易诱发宫颈管内出血。

（八）计划生育服务情况年报表

1. 各项计划生育技术服务总例数：指该统计年度内本地区（本机构）施行放、取宫内节育器术，输精（卵）管绝育术及吻合术，人工流产（负压吸引术、钳刮术、药物流产），放置和取出皮下埋植剂的例数之和。要求按手术的次数计算，如一人在同一统计年度内接受两次人工流产术，统计例数应为 2。麻醉流产不计算在内。

2. 宫内节育器手术。

（1）放置宫内节育器例数：用器械经阴道在宫腔内放置各种宫内节育器以达到避孕目的的例数。

（2）取出宫内节育器例数：用器械经阴道自宫腔取出各类宫内节育器的例数（含人工流产时取出宫内节育器）。

3. 绝育手术。

（1）输精管绝育例数：用各种方式结扎和切除一小段输精管，使精子不能排出体外，以达到绝育目的的例数。

（2）输卵管绝育例数：用各种方式经腹腔（含阴道）结扎和切断输卵管的一小段，阻断精子和卵子相遇，以达到绝育目的的例数。

4. 流产。

（1）负压吸引术例数：孕 10 周以内采用负压吸引术人工终止妊娠的例数（不包括因负压吸引术或钳刮术不全或失败、药物流产不全或失败等的再次手术）。

（2）钳刮术例数：孕 10~14 周内采用钳刮术终止妊娠的例数。

（3）药物流产例数：孕早期用药物终止妊娠的例数（药物流产失败或药物流产不全再进行手术者仍计为药物流产）。药物流产不全指用药后胚囊自然排出，在随诊过程中因出血过多或时间过长而施行刮宫术（刮出物必须经病理检查证实为绒毛组织或妊娠蜕膜组织）。

（4）麻醉流产例数：指在实行负压吸引术等终止早期妊娠手术时应用了麻醉镇痛技术的手术例数。

5. 皮下埋植。

(1) 放置皮下埋植例数：采用皮下埋植法进行避孕的例数。

(2) 取出皮下埋植例数：将皮下埋植物取出，终止避孕的例数。

6. 吻合术。

输精（卵）管吻合术：已施行输精（卵）管绝育术，要求再生育所进行的输精（卵）管吻合术。

7. 计划生育手术并发症：在计划生育手术中因各种原因造成的术中或术后生殖器官或邻近器官和组织的损伤、感染等病症。如同一病例存在两种以上情况，只填一种主要的，如子宫穿孔后感染，只填子宫穿孔。

(1) 子宫穿孔例数：计划生育手术中将子宫壁损伤、穿破，含单纯子宫壁损伤及合并内脏如肠管、网膜等损伤的例数。

(2) 感染例数：术前无生殖器炎症，术后两周内出现与手术有关的生殖器官（绝育术后腹壁）感染的例数。

(3) 阴囊血肿例数：因输精管绝育术引起的手术部位阴囊内血肿的例数。

(4) 肠管损伤例数：输卵管绝育术中将肠管损伤的例数。

(5) 膀胱损伤例数：输卵管绝育术中将膀胱壁损伤的例数。

(6) 手术人流（包括负压吸引术、钳刮术）不全例数：手术人流后阴道流血不止（或多或少），排出物或清宫刮出物为胚胎、绒毛或胎盘组织的例数（包括漏吸，不包括蜕膜残留）。

8. 发放避孕药具：统计期限内所有服务对象中免费供应的口服避孕药、注射避孕针、避孕套、外用避孕药的发放人次，包括非户籍人口。

9. 生育咨询随访服务。

(1) 咨询：指服务机构技术服务人员面对面为服务对象提供生育咨询（包括再生育咨询）、避孕方法咨询指导、不孕不育诊治指导咨询的人次。

(2) 随访：指服务机构技术服务人员通过多种形式为接受计划生育手术、不孕不育诊治的服务对象进行术后第一次随访的人次，与咨询的服务人次不重复填报。

（九）婚前保健情况年报表

1. 结婚登记与婚前医学保健情况。

(1) 结婚登记人数：指该统计年度内本地区结婚登记人数（含初婚、再婚）。

(2) 婚前医学检查人数：指该统计年度内本地区对准备结婚的男女双方进行结婚和生育相关疾病的医学检查人数（即按照《婚前保健工作规范》要求进行了婚前医学检查的人数）。

(3) 婚前卫生咨询人数：指由婚检医师针对医学检查结果发现的异常情况以及服务对象提出的具体问题进行解答、交换意见、提供信息，帮助受检对象在知

情的基础上做出适宜决定的人数。

2. 检出疾病分类：指对婚育有影响、医学上已明确诊断的疾病，按要求进行分类。

（1）检出疾病人数：指检出对婚育有影响、医学上已明确诊断的疾病的人数。如果一人同时检出两种或以上疾病，按一人计算。

（2）指定传染病人数：指患《中华人民共和国传染病防治法》中规定的艾滋病、淋病、梅毒以及医学上认为影响结婚和生育的其他传染病的人数。

其中性传播疾病人数：指指定传染病人数中的性传播疾病人数，不包括乙肝患者。

（3）严重遗传性疾病人数：指由于遗传因素，患者全部或部分丧失自主生活能力，子代再现风险高，医学上认为不宜生育的疾病人数。

（4）有关精神病人数：指患精神分裂症、躁狂抑郁型精神病以及其他重型精神病的人数。

（5）生殖系统疾病人数：指患除性病外的生殖器官感染、肿瘤、畸形等疾病的人数。

（6）内科系统疾病人数：指患对婚育有影响的内科疾病（如风湿性心脏病、糖尿病、肾病等）的人数。

3. 对影响婚育疾病的医学意见人数：指医生向接受婚前医学检查的当事人提出医学上认为不宜结婚、不宜生育、暂缓结婚或尊重受检者意愿的意见人数。

（十）出生医学信息报告卡

1. 出生时间：按新生儿出生的实际时间填写，年、月、日按公元纪年日期填写，时、分按 0~23 点的格式填写。

2. 出生地：依据新生儿出生所在地行政区划名称填写。

3. 医疗机构名称：按新生儿出生的医疗保健机构的全称填写。

4. 母亲或父亲姓名、国籍、民族、地址：按提供的居民身份证、护照等有效身份证件上的信息填写。

5. 母亲或父亲年龄：按新生儿出生时其父母的实足年龄填写。

6. 母亲或父亲有效身份证件类别：按提供的居民身份证、护照等有效身份证件的类别填写。

7. 母亲或父亲有效身份证件号码：按提供的居民身份证、护照等有效身份证件的号码填写。

8. 签发机构：按实际为新生儿出具出生医学证明的机构的全称填写。

9. 签发日期：按实际签发日期填写，年、月、日按阳历填写。

（十一）出生医学证明入出库登记表

1. 证件提供机构名称：指提供空白出生医学证明证件的机构名称。

2. 证件提供机构的组织机构代码：指提供空白出生医学证明证件机构的组织机构代码。

3. 入库日期：指空白出生医学证明证件入库的日期，按公元纪年日期填写。

4. 证件接收机构名称：指接收空白出生医学证明证件的机构名称。

5. 证件接收机构的组织机构代码：指接收空白出生医学证明证件机构的组织机构代码。

6. 出库日期：指空白出生医学证明证件出库的日期，按公元纪年日期填写。

（十二）孕产妇死亡报告卡、孕产妇死亡监测表

1. 发生在监测地区内的所有孕产妇死亡均要求填写一张死亡报告卡。如属无监测地区正式户籍者（非本地），请在常住址中写出她的原户籍所在地（省、市、县、乡、村名称）。

2. 致死的主要疾病：要写明疾病的名称（全称），如妊娠合并风湿性心脏病、胎盘滞留等，不要写致死原因，如循环衰竭、产后大出血等，也不要以临床症状代替此项，如高热、抽搐等。

3. 编号：不填写，由系统自动生成。

4. 文化程度：以已毕业的文化程度为标准。如曾上过高中，但未毕业，以初中文化程度计，中专毕业以高中文化程度计，大专毕业以大学文化程度计，半文盲以文盲计。

5. 居住地区："山区"项目中含半山区，坝区归在其他地区项目中。

6. 孕产次：孕次指产妇在生育史中被确诊为妊娠的次数，含本次妊娠；产次指产妇孕周≥28周的分娩次数，含本次分娩（双胎及以上分娩只计1次产次）。人工流产、引产次包括药物流产，不包括自然流产及不全流产刮宫者。

7. 末次月经：流产或分娩后未来月经而再次妊娠者，此项填0；末次月经不详者，此项填999999。

8. 分娩时间：年、月、日按阳历填写，时间按0~23点的格式填写，不详者不填，如为未分娩或孕28周以前流产者，此项目填0。

9. 分娩地点：指胎儿娩出时孕产妇所在的地点。未娩或孕28周之前流产者，此项填0，不详者不填。

10. 分娩方式：臀牵引术、胎头吸引术、产钳术、毁胎术、内倒转术均属阴道手术产范围。

11. 新法接生：指四消毒，即产包、接生者的手、产妇的外阴部及婴儿脐带消毒，由医生、助产士、培训过的初级卫生人员或培训过的接生员接生。

12. 致死的主要疾病诊断：填写原则即注意寻找根本死因，如死亡直接由根本死因所致，则填写该死因的疾病全称，如根本死因又导致了其他的疾病或并发症，则按原发并发的顺序，将各疾病的全称填写清楚。如某孕妇因妊娠期高血压

疾病并发胎盘早剥大出血死亡，则按妊娠期高血压疾病→胎盘早剥的顺序填写：（a）直接导致死亡的疾病或情况填"胎盘早剥"，（b）引起（a）的疾病或情况填"妊娠期高血压疾病"。

13. 死因分类：根据所附的孕产妇常见疾病死因分类及编号对根本死因进行分类。如果上级单位评审确定的死因分类与下级单位评审结果不一致，请修改死因分类。网络直报系统中应填写各级单位评审的死因分类。

根本死因是指引起一系列直接导致死亡事件的那个疾病或损伤。根本死因分类分别按照监测工作手册的"孕产妇死亡死因分类编号"和 ICD-10 编码填写，ICD-10 编码采用 4 位国际疾病分类代码。

14. 死因诊断依据：按最高的诊断依据填写，如同时有临床诊断与病理诊断则填病理诊断，临床诊断包括实验室及其他辅助检查。

15. 医疗保健机构评审结果：应围绕死亡的主要原因填写评审结果，影响死亡的主要因素应从个人、家庭、居民团体，医疗保健部门，社会其他部门三个环节的知识技能、态度、资源、管理等方面进行综合评价及讨论。调查结论如果无"延误"，请填"9"。如有"延误"，请在方框内填写相应的编码（可多选），并根据评审结果填写依据。

16. 孕产妇死亡监测表表卡属地增加"县区"；表内"编号"列取消，由直报系统根据街道/乡镇自动产生；表内按街道/乡镇填写数据，由直报系统自动生成合计数。

（十三）儿童死亡报告卡

1. 儿童编号：要与"5 岁以下儿童花名册"中该儿童的编号相一致，每 1个儿童只能有 1 个编号。

2. 报告卡中出生日期、死亡日期均用阳历。年只填最后两位数字，月、日只有一位数字时，前一方格必须填"0"。死亡年龄均填写实足年龄，出生不满24 小时填小时数，不满 28 天者填具体天数，满 28 天~1 月 29 天者填写 1 月，不足 1 岁者填月数，超过 1 岁者填岁数。

3. 出生体重不详填写 9999，孕周不详填写 99，出生地点不详填写 9。

4. 死亡诊断：在（a）中填写最后造成死亡的疾病诊断或损伤中毒的临床表现，如脑出血（不要填写呼吸衰竭、循环衰竭等情况）；（b）中填写引起（a）的疾病或情况，如交通意外（c）中填写引起（b）的疾病或情况，如步行者与汽车相撞。注意：不能填写临终前的症状和体征。死亡诊断填写具体的疾病名称，不能笼统地填写其他疾病，如唇腭裂不能填写成其他先天异常。

5. 根本死因：填写详细疾病名称。分类编码按下方的疾病分类，把相应的代码填入□。

6. 根本死因的 ICD-10 编码：填写 4 位国际疾病分类代码（ICD），由妇幼

卫生监测数据直报系统自动生成。

7. 死前治疗：指引起本次死亡疾病的治疗情况。住院指在乡镇（街道）、县区以上医院正式办理住院手续，住院治疗后死亡者（包括在医院或出院回家死亡）。门诊治疗包括急诊、观察室治疗未正式住院者。未就医指未接受医生治疗。同时有2种治疗情况，如"门诊"和"住院"要填写最高治疗级别，填"住院"。凡经村医生诊治，按"门诊"治疗填写。"未治疗"指根本未治或家长自治。

8. 治疗医院名称和级别：导致死亡的疾病，如果死前经两家或两家以上医院治疗，治疗医院名称填写最高级别医院的名称。

9. 诊断级别：填写死亡疾病的最高诊断级别，如患儿曾在村卫生所、乡卫生院、县医院诊治，应填写县医院。

10. 未治疗或未就医的主要原因：死亡前未治疗或未就医者请填写主要原因，仅选一项。

11. 死因诊断依据。

（1）病理尸检：指在医院死亡做过尸检证实诊断的。

（2）临床诊断：指医疗单位根据患儿的临床表现做出的诊断。

（3）推断：指死前未经医疗单位诊治，死因是死后分析判断出来的。推断要把病情记录在"死因推断依据"栏内，供上级单位核查时参考。

（十四）医疗机构出生缺陷儿登记卡、围产儿数季报表

1. 常住地：产妇常住县辖乡者属"乡村"，其余属"城镇"（包括市辖区、街道、市辖镇、县辖镇）。

2. 出生日期：请按阳历填写。"年"填写四位数；"月""日"填写两位数，当只有一位数时，数字前用"0"补充，如1995年1月1日出生，则填成1995年01月01日。

3. 孕次和产次：确诊为妊娠，孕次则计为1次；分娩孕周≥28周，则计产次1次。

4. 胎龄：指妊娠整周数。如39周$^{+6}$天，填为39周。若不详，填写99，并需选择孕周是否≥28周。

5. 出生体重：出生体重以克为单位填写，精确到10 g；不详即缺失值，填写9999。

6. 结局：指出生缺陷患儿的生存或死亡状况。分娩未发作前死于宫内者为死胎，在分娩过程中死亡者为死产，均选择"死胎/死产"；出生时为活产。

7. 诊断为出生缺陷后治疗性引产：特指因产前确诊为出生缺陷而进行的治疗性引产。对于产前未确诊出生缺陷，因其他原因进行的治疗性引产，该项目应填"否"。

8. 诊断依据：指依据何种手段确诊为出生缺陷。如同时有两种以上诊断依

据，请分别在各自的代码上画圈。

9. 出生缺陷诊断：请严格按照统一的诊断标准确诊。请在相应出生缺陷名称前的代码上画圈。凡有左右之分的畸形，请在左和（或）右上画圈。如同一缺陷儿有多种缺陷，则在每种缺陷的代码上均画圈，肢体短缩畸形还应在上肢和（或）下肢上画圈。此外，如果有未列出的缺陷，请写出病名或详细描述其特征。

10. 孕早期情况：孕早期指妊娠前 3 个月。如孕早期有患病、服药、接触农药及其他有害因素，则请在列出的病名、药名、农药及其他有害因素上画圈，并请在括号内写出具体名称。如有未列出的因素，则请在"其他"栏注明。服药情况中特别要注意市面上的新药。

11. 围产儿数：包括孕 28 周至产后 7 天正常和缺陷的活产、死胎/死产。请按"例数"统计，单胎计 1 例，双胎计 2 例，三胎计 3 例，余类推。

12. 产妇年龄（岁）："<20"，指实足年龄不满 20 岁者；"20～"指满 20 岁至不满 25 岁者；"25～"指满 25 岁至不满 30 岁者；"30～"指满 30 岁至不满 35 岁者；"35～"指满 35 岁及以上者。

13. 性别：不明指两性畸形或出生时通过外阴难以辨认性别。不详指缺失值。

14. 围产儿情况："出生缺陷例数"依据产妇常住地分城、乡填写，该例数应与医疗机构出生缺陷儿登记卡的份数相等（仅指孕周≥28 周引产或出生的出生缺陷病例）。"围产儿死亡"情况中"死胎/死产"包括死胎（分娩未发作前死于宫内者）和死产（在分娩过程中死亡者）。"0～6 天死亡"为出生时活产而于 7 天内死亡者（不包括安乐死）。"胎数"中，一次妊娠为一胎（即双胎、三胎及以上均为一胎）。

15. 备注：医疗机构出生缺陷儿登记卡中，请填写有关出生缺陷的临床特征和其他需详细说明的情况。围产儿季报表中，请填写有关报表数据及其他需要特殊说明的情况。

（十五）居委会（村）出生缺陷儿登记表、出生情况及婴儿随访登记表

1. 胎婴儿编号：为当年当月该社区服务中心或街道、村内出生胎婴儿的连续编号。由保健机构人员核对出生名单时填写。

2. 患儿家庭情况：确诊为妊娠，孕次则计为 1 次；分娩孕周≥28 周，则计产次 1 次。非本地户籍指母亲户籍不在本地而暂住监测地区，在城市监测点指本市城区以外的流动人口，在农村监测点指本县以外的流动人口，不包括城区与城区、乡镇与乡镇之间的流动人口。必须准确填写家庭住址和联系方式，以便于随访。

3. 患儿基本情况：出生孕周按实足孕周填写，如 36 周+6天计为 36 周；若缺失，填写 99。监测期结局指妊娠 28 周至生后 42 天内患儿的生存或死亡情况，分娩前死于宫内者及在分娩过程中死亡者为死胎/死产，出生时为活产，而于 42

天内死亡者，根据其死亡时间，选择相应项目填写。出生地点应写明详细地点或医院名称。

4. 出生缺陷诊断情况：出生缺陷儿登记表中，每个患儿最多可填 4 种缺陷，请从严重的缺陷开始填写，若缺陷超过 4 个，应补充在后。体表畸形可从部位、大小、形状、颜色等方面来描述临床特征。内脏畸形如先天性心脏病，重在诊断准确，临床特征描述应体现疾病的严重程度。诊断依据指该种缺陷最后的确诊方法，若有两种以上诊断依据，请同时在相应的选项上划 "√"。出生情况及婴儿随访登记表中，请根据不同时间段的出生缺陷诊断情况选择相应选项。

5. 性别：按男、女、性别不明填写。性别不明指两性畸形或出生时通过外阴难以辨认性别。不详指缺失值。

6. 出生体重：根据实际出生体重按克填写，精确到 10g。不详即缺失值，填写 9999。

7. 胎数：按单胎、双胎、三胎及以上填写。

8. 出生地点：按医院、卫生院、家中、其他填写。其他指个体诊所、村卫生室、途中等。

9. 备注：在监测期限内若新发现出生缺陷或者死亡，应在备注栏详细写明具体诊断或者死亡的时间、死亡原因。

第三节　妇幼保健信息管理文件汇编

一、规范全省妇幼卫生监测点儿童死亡评审

《关于进一步规范全省妇幼卫生监测点儿童死亡评审工作的通知》

各市（州）妇幼保健院：

根据《中华人民共和国母婴保护法》《全国儿童保健工作规范（试行）》《中国儿童发展纲要（2011—2020 年）》《新生儿死亡评审规范（试行）》等文件要求，为进一步规范全省妇幼卫生监测点 5 岁以下儿童死亡评审工作，提高对儿童的医疗保健水平，降低儿童死亡率，现就全省妇幼卫生监测点儿童死亡评审工作提出如下要求：

一、补评 2017 年度符合要求的新生儿死亡个案

按照《新生儿死亡评审规范（试行）》要求，对国家级监测点（老点）2017 年所有死前在县区级及以上级别医疗保健机构内住院治疗的新生儿死亡病例进行补评。以市（州）为单位于 6 月 30 日前将县（市、区）级、市（地）级评审资

料，包括死亡调查表、死亡报告卡，各级新生儿死亡评审分析报告、新生儿死亡影响因素分析表和新生儿死亡评审总结报告，上报省级妇幼保健院妇幼健康信息管理科。

二、加强儿童死亡监测点新生儿死亡评审工作

2018 年起各级新生儿死亡评审工作严格按照《新生儿死亡评审规范（试行)》执行。

（一）县（市、区）级评审工作要求

1. 国家级监测点（老点）：严格按照国家要求，对本辖区死前在县区级及以上级别医疗保健机构内住院治疗的全部新生儿死亡病例进行评审。

2. 其余监测点：参照国家要求执行，2018 年县级评审覆盖 50％以上的符合要求病例，2019 年起做到符合评审要求病例 100％全覆盖。

（二）市（地）级评审工作要求

1. 市（地）级评审工作按国家要求开展疑难、典型及有共性病例的专题评审。

2. 市（地）级评审尽量选择经过县级评审的病例。

3. 市（地）级妇幼保健机构务必对辖区内县级妇幼保健机构新生儿死亡评审工作进行督促、指导，保证县级新生儿死亡评审工作开展的数量和质量。

（三）评审时间要求

按照自然年度，一年分两次组织评审：上半年评审工作需在 7 月 31 日前完成，下半年评审工作需在次年 1 月 31 日前完成。

三、逐步开展监测点 5 岁以下儿童死亡评审工作

（一）县（市、区）级评审

2018 年各县（市、区）级对本辖区死前在县区级及以上级别医疗保健机构内住院治疗的 20％以上病例进行 5 岁以下儿童死亡评审，2019 年对辖区内符合要求的 50％以上病例进行评审，2020 年起做到符合评审要求病例 100％全覆盖。

（二）市（地）级评审

1. 2018 年全面启动市（地）级 5 岁以下儿童死亡评审工作，每年对辖区内符合要求的 30％以上病例进行评审。

2. 市（地）级评审尽量选择经过县级评审的病例。

3. 市（地）级妇幼保健机构务必对辖区内县级妇幼保健机构 5 岁以下儿童死亡评审工作进行督促、指导，保证县级 5 岁以下儿童死亡评审工作开展的数量和质量。

（三）评审时间要求

按照自然年度，一年分两次组织评审：上半年评审工作需在 7 月 31 日前完成，下半年评审工作需在次年 1 月 31 日前完成。

四、资料上报方式及要求

1. 妇幼卫生监测点的各级新生儿死亡评审工作由各级妇幼保健院相关科室组织开展，各级评审资料（包括"死亡报告卡""死亡调查表""新生儿死亡评审分析报告""新生儿死亡影响因素分析表""新生儿死亡评审总结报告"）由各市（州）妇幼信息管理人员负责收集、整理，并将评审资料电子版以及"新生儿死亡评审资料一览表""新生儿死亡评审结果一览表"报至省级妇幼保健院妇幼信息管理科。

2. 以市（州）为单位将市、县两级"5岁以下儿童死亡评审总结报告""5岁以下儿童死亡评审结果一览表"电子版报至省级妇幼保健院妇幼信息管理科。

3. 资料报送时限：每年7月31日前报送上半年评审资料，次年1月31日前报送下半年评审资料。同时，完成"省级妇幼卫生信息平台"内相关信息的更正和完善。

新生儿死亡评审资料一览表

| 编号 | 市（州） | 监测县 | 监测乡镇/社区 | 国家级老监测点/国家级新监测点/省级监测点 | 儿童姓名 | 县级评审资料 | | | | | 市级评审资料 | | |
						死亡报告卡	死亡调查表	新生儿死亡评审分析报告	新生儿死亡影响因素分析表	新生儿死亡评审总结报告	新生儿死亡评审分析报告	新生儿死亡影响因素分析表	新生儿死亡评审总结报告

注："县/市级评审资料"，请在对应资料齐备情况下打√。

新生儿死亡评审结果一览表（1）

编号	市（州）	监测县	监测乡镇/社区	国家级老监测点/国家级新测点/省级监测点	儿童姓名	死亡报告卡填写死因					县级评审结果								
						a直接导致死亡的疾病或情况	b引起a的疾病或情况	c引起b的疾病或情况	d引起c的疾病或情况	根本死因	a直接导致死亡的疾病或情况	b引起a的疾病或情况	c引起b的疾病或情况	d引起c的疾病或情况	根本死因	影响因素一	影响因素二	影响因素三	评审结果

注：1. "影响因素"根据各级《新生儿死亡影响因素分析表》结果进行填写。

　　2. "评审结果"一栏填写：（1）可避免；（2）创造条件可避免；（3）不可避免。

新生儿死亡评审结果一览表（2）

编号	市（州）	监测县	监测乡镇/社区	国家级老监测点/国家级新监测点/省级监测点	儿童姓名	市级评审结果								
						a直接导致死亡的疾病或情况	b引起a的疾病或情况	c引起b的疾病或情况	d引起c的疾病或情况	根本死因	影响因素一	影响因素二	影响因素三	评审结果

注：1. "影响因素"根据各级《新生儿死亡影响因素分析表》结果进行填写。

　　2. "评审结果"一栏填写：（1）可避免；（2）创造条件可避免；（3）不可避免。

5 岁以下儿童死亡评审总结报告

评审总结报告由各级妇幼保健机构完成。应包括以下三部分内容：

第一部分：5 岁以下儿童死亡评审工作开展情况，包括评审工作组织方式、专家结构、具体开展情况等。

第二部分：5 岁以下儿童死亡及评审结果描述，包括死亡例数、主要死因、死亡病例的一般特征（如户籍情况、保健及住院治疗情况等）、评审情况（可以避免死亡、创造条件可以避免死亡和不可避免死亡）等。

第三部分：评审发现的主要问题及拟采取的解决措施，包括医疗保健系统存在的知识技能、资源、管理各方面的问题，应将问题进行归纳、提炼、分类，言简意赅。

干预措施不能太笼统或过于简练。要符合当地的实际，具有可操作性，能够通过当地政府、卫生行政部门、医疗保健系统的努力得以实现。

第四部分：干预措施进展情况及结果验证。针对上一次评审报告中提到的问题和干预措施，跟踪验证措施落实情况及干预效果。

5 岁以下儿童死亡评审结果一览表（1）

编号	市（州）	监测县	监测乡镇/社区	国家级老监测点/国家级新测点/省级监测点	儿童姓名	死亡报告卡填写死因					县级评审结果								
						a直接导致死亡的疾病或情况	b引起a的疾病或情况	c引起b的疾病或情况	d引起c的疾病或情况	根本死因	a直接导致死亡的疾病或情况	b引起a的疾病或情况	c引起b的疾病或情况	d引起c的疾病或情况	根本死因	影响因素一	影响因素二	影响因素三	评审结果

5岁以下儿童死亡评审结果一览表（2）

编号	市（州）	监测县	监测乡镇/社区	国家级老监测点/国家级新监测点/省级监测点	儿童姓名	死亡报告卡填写死因					县级评审结果								
						a直接导致死亡疾病或情况	b引起a的疾病或情况	c引起b的疾病或情况	d引起c的疾病或情况	根本死因	a直接导致死亡疾病或情况	b引起a的疾病或情况	c引起b的疾病或情况	d引起c的疾病或情况	根本死因	影响因素一	影响因素二	影响因素三	评审结果

注：1. "影响因素"可参照《新生儿死亡影响因素分析表》中类别进行填写。

2. "评审结果"一栏填写：（1）可避免；（2）创造条件可避免；（3）不可避免。

5岁以下儿童死亡评审结果一览表（3）

编号	市（州）	监测县	监测乡镇/社区	国家级老监测点/国家级新监测点/省级监测点	儿童姓名	市级评审结果								
						a直接导致死亡的疾病或情况	b引起a的疾病或情况	c引起b的疾病或情况	d引起c的疾病或情况	根本死因	影响因素一	影响因素二	影响因素三	评审结果

注：1. "影响因素"可参照《新生儿死亡影响因素分析表》中类别进行填写。

2. "评审结果"一栏填写：（1）可避免；（2）创造条件可避免；（3）不可避免。

二、加强孕产妇死亡个案报送

《关于进一步落实〈国家卫生计生委办公厅关于建立孕产妇死亡
个案月报制度的通知〉的通知》

各市（州）妇幼保健院：

为认真贯彻和落实《国家卫生计生委办公厅关于建立孕产妇死亡个案月报制度的通知》（国卫妇幼函〔2017年〕827号）、省卫生和计划生育委员会办公室关于转发《国家卫生计生委办公厅关于建立孕产妇死亡个案月报制度的通知》的通知文件精神，进一步加强我省孕产妇死亡个案信息报送工作，明确和细化工作流程，提高孕产妇死亡个案信息质量，现就相关工作提出如下要求：

一、逐级建立"孕产妇死亡个案报送登记册"

各级医疗保健机构应建立"孕产妇死亡个案报送登记册"，谁报送谁登记，详细登记报送人、报送单位、报送时间、报送方式、接收人、接收人单位及孕产妇死亡简要信息等。同时将电子版登记册每月逐级上报，市（州）妇幼保健院于每月15日前将上月辖区汇总情况上报省妇幼保健院妇幼信息管理科。

二、严格落实"死亡个案电话实时报送制度"

医疗保健机构发生孕产妇死亡后，由产科质量管理办公室或医务科立即通过电话报送辖区县区妇幼保健院；对于自动放弃治疗出院的孕产妇，应当于出院当日及时电话通报辖区县区妇幼保健院。

县区妇幼保健院应于孕产妇死亡发生后12小时内电话上报市（州）妇幼保健机构，市（州）妇幼保健机构于死亡发生后24小时内电话上报至省妇幼保健院妇幼健康信息管理科。

三、做好医疗机构外死亡孕产妇个案报送

对于发生在医疗机构外的孕产妇死亡，按照文件精神要求，市、县级卫生行政部门应根据当地实际确定报告责任主体，明确细化报告流程，确保不遗漏孕产妇死亡信息。

四、提高网络报送的及时性，加强质控与审核

按照文件要求，孕产妇死亡个案均由发生地县区妇幼保健院通过"全国妇幼卫生年报信息系统"进行上报。县区妇幼保健院应于孕产妇死亡发生后10日内在系统进行个案信息上报，并在每月10日前上报上一个月份辖区内所有孕产妇死亡个案。

市（州）妇幼保健院应在3个工作日内，完成辖区内所有上报孕产妇死亡个案信息审核。

各级妇幼保健机构应安排专人负责个案信息的收集、审核和报送，并加强对该项工作的质控与督导。

孕产妇死亡个案报送登记册

统计时限：_____年_____月—_____年_____月

报送时间	报送单位名称	报送人	报送方式	接收人单位名称	接收人	死亡孕产妇姓名	孕产妇死亡相关信息	备注

填表单位：　　　　　　　　　　　机构负责人：

填表说明：1. 本表为当年每月累计报表，由医疗卫生机构和各级妇幼保健机构填写、报送。

2. 本表主要统计孕产妇死亡报送情况及孕产妇死亡相关信息。

3. 县区妇幼保健机构于每月 10 日前经机构负责人审核盖章后报市（州）妇幼保健机构，市（州）妇幼保健机构于每月 15 日前经机构负责人审核盖章后上报省妇幼保健机构。

三、加强外部单位信息交换

《关于建立孕产妇死亡和 5 岁以下儿童死亡信息定期交换机制的通知》

省疾病预防控制中心、省妇幼保健院：

为进一步提高死亡监测工作质量，根据国家要求及实际工作需要，拟在我省卫生健康系统内部建立孕产妇死亡和 5 岁以下儿童死亡信息定期交换机制。经研究，同意省疾病预防控制中心与省妇幼保健院每年上、下半年各交换 1 次孕产妇和 5 岁以下儿童死亡个案信息，以进一步确保死亡监测工作的及时性、准确性和有效性。各市（州）可参考此机制开展死亡信息定期交换工作。相关数据的安全保障，请按现行有关规定、技术标准及行业保密要求执行。

四、加强妇幼信息质控

《关于进一步加强全省妇幼卫生信息质量控制工作的通知》

各市（州）妇幼保健院：

质量控制是保证妇幼卫生信息准确、可靠的根本措施，是妇幼卫生信息管理工作中非常重要的一个环节。根据《中华人民共和国统计法》《全国妇幼卫生调查制度》《中国妇幼卫生监测工作手册（2019 版）》及《中国妇幼卫生年报质量控制工作手册》等文件精神，为明确和落实妇幼信息管理要求，提高妇幼卫生信息质量，现就进一步加强全省妇幼卫生信息质量控制工作，提出如下工作要求。

一、质量控制内容

（一）妇幼卫生监测

各级妇幼卫生监测相关单位须严格按照《中国妇幼卫生监测工作手册（2019版）》中相关质量控制工作要求，组织开展辖区内妇幼卫生监测信息质量控制工作。主要内容包括漏报调查和各种监测表卡的质量检查，在资料的收集、填写、处理、分析的各个环节进行严格的质量控制，并按要求规范填写、上报质控调查相关表格资料。

（二）妇幼卫生年报

各级妇幼卫生年报相关单位须严格按照《中国妇幼卫生年报质量控制工作手册》中相关质量控制工作要求，组织开展辖区内妇幼卫生年报信息质量控制工作。主要内容包括数据表观检查、生命指标漏报调查、保健指标虚报/漏报调查、数据源调查等，并按要求规范填写、上报质量控制相关表格资料。

（三）儿童营养监测

监测地区须严格按照《中国妇幼卫生监测工作手册（2019版）》中"5岁以下儿童营养与健康监测方案"相关质量控制工作要求，组织开展辖区内监测项目质量控制工作。主要内容包括各类表卡质量以及录入数据及时性、网络直报数据与原始数据一致性、辖区内出生和5岁以下儿童漏报调查、监测对象健康管理及时性、现场工作流程督导等，并按要求规范填写、上报质量控制相关表格资料。

（四）孕产妇及新生儿健康监测

监测地区须严格按照《省级孕产妇及新生儿健康监测方案》中相关质量控制工作要求，组织开展辖区内监测项目质量控制工作。主要内容包括监测信息漏报调查及各种监测表/卡/册的质量检查，并按要求规范填写、上报质量控制相关表格资料。

二、质量控制时间

（一）县区级妇幼保健院

县区级妇幼保健院至少每季度开展一次妇幼卫生信息质量控制工作，每季度质控分别于4月1日、7月1日、10月1日、次年1月1日前完成。

（二）市（州）级妇幼保健院

市（州）级妇幼保健院至少每半年开展一次妇幼卫生信息质量控制工作，半年质量控制应于7月3日前完成，年度质量控制应于次年1月3日前完成。

三、质量控制数据上报

（一）妇幼卫生监测

报表内容：孕产妇死亡监测质量调查表、儿童死亡监测质量调查表、出生缺陷医院监测质量调查表、出生缺陷人群监测质量调查表。

上报方式：各级妇幼保健院留存纸质版原始资料（加盖公章），并于"省级妇幼卫生信息平台"中逐级录入、上报。

上报时间：县区级妇幼保健院按季度于每年 4 月 3 日、7 月 3 日、10 月 3 日、次年 1 月 3 日前，市（州）级妇幼保健院每半年于 7 月 5 日、次年 1 月 5 日前将质量调查表录入信息系统。

（二）妇幼卫生年报

报表内容：妇幼卫生主要生命指标质控表、妇幼卫生主要服务指标质控表、妇幼卫生年报质量控制附表 1—8。

上报方式：各级妇幼保健院留存纸质版原始资料（加盖公章），并于"省级妇幼卫生信息平台"中逐级录入、上报妇幼卫生主要生命指标质控表、妇幼卫生主要服务指标质控表。同时，将电子版妇幼卫生年报质量控制附表 1—8 以市（州）为单位上报省级妇幼保健院。

上报时间：县区级妇幼保健院每次质控后 5 日内及时录入、完善数据，于次年 1 月 3 日前提交市（州）级妇幼保健院审核，市（州）级妇幼保健院于 1 月 5 日前完成审核。

（三）儿童营养监测

报表内容：全国儿童营养与健康监测质量控制表 1、全国儿童营养与健康监测质量控制表 2。

上报方式：各级妇幼保健院留存纸质版原始资料（加盖公章），并于"全国儿童营养与健康监测数据直报系统"中逐级录入、上报。

上报时间：县区级妇幼保健院按季度于每年 4 月 3 日、7 月 3 日、10 月 3 日、次年 1 月 3 日前，市（州）级妇幼保健院每半年于 7 月 5 日、次年 1 月 5 日前将质量调查表录入信息系统。

（四）孕产妇及新生儿健康监测

报表内容：孕产妇及新生儿健康监测督导评估表、孕产妇及新生儿健康监测数据质量核查表。

上报方式：各级妇幼保健院留存纸质版原始资料（加盖公章），并将电子版报表以市（州）为单位上报省级妇幼保健院。

上报时间：县区级妇幼保健院按季度于每年 4 月 3 日、7 月 3 日、10 月 3 日、次年 1 月 3 日前，市（州）级妇幼保健院每半年于 7 月 5 日、次年 1 月 5 日前完成报送。

四、质量控制资料上报

1. 各级妇幼保健院须按照档案管理要求，对本级质控资料进行规范归档、保存及备份。

2. 县区级妇幼保健院于每年 7 月 15 日前、次年 1 月 15 日前分别将质量控制半年、年度工作总结报告纸质版加盖公章、电子版上报市（州）级妇幼保健院。

市（州）级妇幼保健院于每年 7 月 20 日前、次年 1 月 20 日前分别将质量控

制半年、年度工作总结报告纸质版加盖公章、电子版上报省级妇幼保健院。

3. 市（州）级妇幼保健院负责收集、整理辖区内质控工作影像、文字资料等（包括反映工作痕迹、特色亮点的照片、视频、简报等材料），每年于次年1月31日前将电子版报送省级妇幼保健院。

妇幼卫生主要生命指标质控表（户籍）

月　份	活产数			孕产妇死亡数	5岁以下儿童死亡数	婴儿死亡数	新生儿死亡数
	男性	女性	性别不明				
1月上报数							
1月质控数							
1月质控后合计							
2月上报数							
2月质控数							
2月质控后合计							
3月上报数							
3月质控数							
3月质控后合计							
4月上报数							
4月质控数							
4月质控后合计							
5月上报数							
5月质控数							
5月质控后合计							
……							
11月上报数							
11月质控数							
11月质控后合计							
12月上报数							
12月质控数							
12月质控后合计							
全年上报数合计							
全年质控数合计							
全年质控后总计							

<h3 align="center">妇幼卫生主要生命指标质控表（非户籍）</h3>

月　份	活产数			5岁以下儿童死亡数			婴儿死亡数			新生儿死亡数			0～6天死亡数			孕产妇死亡数	死胎/死产数
	男性	女性	性别不明	男性	女性	性别不明	男性	女性	性别不明	男性	女性	性别不明	男性	女性	性别不明		
1月质控数																	
2月质控数																	
3月质控数																	
4月质控数																	
5月质控数																	
6月质控数																	
7月质控数																	
8月质控数																	
9月质控数																	
10月质控数																	
11月质控数																	
12月质控数																	
全年质控数合计																	

<h2 align="center">妇幼卫生主要生命指标质控表填表说明</h2>

一、该表包括两张质控表：妇幼卫生主要生命指标质控表（户籍）、妇幼卫生主要生命指标质控表（非户籍）。

二、该表由县区级妇幼保健院录入，表中统计的最小单位为县区，但为便于数据后期统计、利用，各级妇幼保健院需要将各项数据细化归属到乡镇进行管理。

三、该表中质控数在当年内实时更新，因此，县区级妇幼保健院可根据质控完成情况随时在"省级妇幼卫生信息平台"中进行妇幼卫生主要生命指标质控表相应数据的录入、修改和完善，并按文件时限要求提交市（州）级审核。

四、市（州）级妇幼保健院应定期在"省级妇幼卫生信息平台"中对该表县区级录入质控情况进行动态监测，审核县区级数据录入的及时性、准确性、完整

性，并按文件时限要求提交省级审核。

五、表中质控数（活产数、死亡数）须严格按照实际出生和死亡时间进行统计、填报，即质控中发现的漏报、多报，需根据出生日期和死亡日期补充到相应月份中，最后由各月数据系统自动汇总年度合计数。

六、该表中若某项指标半年、年度质控合计数为"0"，县区级妇幼保健院须将"关于质控结果的情况说明"与质控半年、年度总结报告纸质版加盖公章、电子版于每年 7 月 15 日前、次年 1 月 15 日前上报市（州）级妇幼保健院。市（州）级妇幼保健院于每年 7 月 20 日前、次年 1 月 20 日前分别将"关于质控结果的情况说明"与本级质量控制半年、年度工作总结报告纸质版加盖公章、电子版上报省级妇幼保健院。

七、妇幼卫生主要指标月报表中只上报当月收集数据，市（州）级活产/死亡反馈、省疾控死亡反馈、省/市/县逐级质控结果等质控数据均须在妇幼卫生主要指标质控表中上报。

妇幼卫生主要服务指标质控表（孕产妇保健指标）

月　份	产妇数	非农业户籍	农业户籍	产妇建卡人数	产妇产前检查人数	产妇产前检查5次及以上人数	产妇孕早期产前检查人数	产妇孕期血红蛋白检测人数	产妇孕期贫血人数	其中:中重度贫血人数	产妇产后访视人数	产妇系统管理人数	住院分娩活产数	剖宫产活产数	非住院分娩中新法接生活产数	高危产妇人数	高危产妇管理人数	高危产妇住院分娩人数	低出生体重儿数	巨大儿数	早产儿数	死胎/死产数	0～6天内死亡人数
1月质控数																							
2月质控数																							
3月质控数																							
4月质控数																							
5月质控数																							
6月质控数																							
7月质控数																							
8月质控数																							
9月质控数																							
10月质控数																							
11月质控数																							
12月质控数																							
全年质控数合计																							

妇幼卫生主要服务指标质控表（儿童保健指标）

月份	7岁以下儿童数	其中：5岁以下儿童数	内：3岁以下儿童数	母乳喂养调查人数	母乳喂养人数	纯母乳喂养人数	新生儿访视人数	新生儿苯丙酮尿症筛查人数	新生儿甲状腺功能减低症筛查人数	新生儿听力筛查人数	7岁以下儿童健康管理人数	3岁以下儿童系统管理人数	身高（长）体重检查人数	低体重人数	生长迟缓人数	超重人数	肥胖人数	血红蛋白检测人数	贫血患病人数	其中：中重度贫血患病人数
1月质控数																				
2月质控数																				
3月质控数																				
4月质控数																				
5月质控数																				
6月质控数																				
7月质控数																				
8月质控数																				
9月质控数																				
10月质控数																				
11月质控数																				
12月质控数																				
全年质控数合计																				

妇幼卫生主要服务指标质控表（计划生育指标）

时间	各项计划生育技术服务总例数	放置宫内节育器手术例数	放置宫内节育器子宫穿孔例数	放置宫内节育器感染例数	取出宫内节育器例数	取出宫内节育器子宫穿孔例数	取出宫内节育器感染例数	输精管绝育例数	输精管绝育阴囊血肿例数	输精管绝育感染例数	输卵管绝育例数	输卵管绝育肠管损伤例数	输卵管绝育膀胱损伤例数	输卵管绝育感染例数	流产数	负压吸引术例数	负压吸引术子宫穿孔例数	负压吸引术人流不全例数	负压吸引术感染例数	钳刮术例数	钳刮术子宫穿孔例数	钳刮术人流不全例数	钳刮术感染例数	药物流产例数	麻醉流产例数	放置皮下埋植物例数	取出皮下埋植物例数	输精管吻合术例数	输卵管吻合术例数
1月质控数																													
2月质控数																													
3月质控数																													
4月质控数																													
5月质控数																													
6月质控数																													
7月质控数																													
8月质控数																													
9月质控数																													
10月质控数																													
11月质控数																													
12月质控数																													
全年质控数合计																													

妇幼卫生主要服务指标质控表（妇女病筛查指标）

月　份	20~64岁妇女人数	应查人数	实查人数	宫颈癌筛查人数	乳腺癌筛查人数	妇女常见病患病总人数	阴道炎患病人数	急性子宫颈炎患病人数	尖锐湿疣患病人数	子宫肌瘤患病人数	宫颈癌患病人数	乳腺癌患病人数	卵巢癌患病人数
1月质控数													
2月质控数													
3月质控数													
4月质控数													
5月质控数													
6月质控数													
7月质控数													
8月质控数													
9月质控数													
10月质控数													
11月质控数													
12月质控数													
全年质控数合计													

妇幼卫生主要服务指标质控表填表说明

一、该服务指标质控表共包括四张报表，分别为孕产妇保健指标质控表、儿童保健指标质控表、计划生育指标质控表、妇女病筛查指标质控表。

二、该表由县区级妇幼保健院录入，表中统计的最小单位为县区，但为便于数据后期统计、利用，各级妇幼保健院需要将各项数据细化归属到乡镇（机构）进行管理。

三、该表中质控数在当年内实时更新，因此，县区级妇幼保健院可根据质控完成情况随时在"省级妇幼卫生信息平台"中进行妇幼卫生主要服务指标质控表相应数据的录入、修改和完善，并按文件时限要求提交市（州）级审核。

四、市（州）级妇幼保健院应定期对该表县区级录入情况进行动态监测，审核县区级数据录入的及时性、准确性、完整性，并按文件时限要求提交省级审核。

五、表中质控数须严格按照实际时间进行统计、填报，即质控中发现的漏报、多报，需根据实际时间补充到相应月份，最后由各月数据系统自动汇总年度合计数。

六、该表中若某项指标半年、年度质控合计数为"0"，县区级妇幼保健院须将"关于质控结果的情况说明"与质控半年、年度总结报告纸质版加盖公章、电子版于每年7月15日前、次年1月15日前上报市（州）级妇幼保健院。市（州）级妇幼保健院于每年7月20日前、次年1月20日前分别将"关于质控结果的情况说明"与质量控制半年、年度工作总结报告纸质版加盖公章、电子版上报省级妇幼保健院。

妇幼健康信息质量控制记录（市级大型综合医院）

市级综合医院名称：

抽查时间：

科室	事项	线索资料	细化要求	质控结果	是否完成	如未完成，请说明原因	负责人	相关定义
产科（门诊）	查看孕产妇保健指标	1. 查看"孕产妇保健手册"。	查看孕产妇是否按系统管理程序要求在孕13周内（不满13周）接受产前检查。	抽查"孕产妇保健手册"共_____本，早孕建册_____人，早孕建册率_____%。				
		2. 查看"三病登记册"。	查看"三病登记册"中孕妇有无在孕13周内（不满13周）接受三病检测。	抽查"三病登记册"中孕产妇_____人，其中三病检测_____人，三病检测率_____%，早孕检测_____人，早孕检测率_____%。				
		3. 查看"高危妊娠管理登记本"。	查看高危孕产妇是否按照要求进行管理，有无管理记录，转诊至上级医疗机构的，有无进行随访，随访情况有无记录。	高危孕产妇_____人，孕产妇高危管理_____人，其中失访_____人，高危孕产妇管理率_____%。				

续表

科室	事项	线索资料	细化要求	质控结果	是否完成	如未完成，请说明原因	负责人	相关定义
妇产科（住院）	查孕产妇死亡、新生儿死亡漏报线索，核实剖宫产相关指标	1. 查看"住院分娩登记册"。	1. 抄录所有孕产妇死亡名单：姓名、年龄、住址（常住、暂住、户籍），身份证号码，死亡时间、死因；与省妇幼卫生信息平台核实是否有漏报。 2. 抄录所有新生儿死亡、死胎、死产、先天畸形名单：姓名、性别、住址（常住、暂住），母亲身份证号码，出生时间、死亡时间，死因，出生缺陷诊断，与省妇幼卫生信息平台核实是否有漏报。 3. 抄录高危人群（出生体重低于2500克，Apgar评分低、双胎等）以及危重而转院的孕产妇名单：孕产妇姓名、年龄、住址（常住、暂住、户籍），联系方式，转入时间等，转院名称、转入时间等，当场由相关工作人员对危重与高危孕产妇进行电话追踪，核实其最终结局，判定是否为孕产妇死亡漏报。 4. 根据分娩方式重查看全部或者抽查部分时间段内的孕产妇分娩方式情况，查看剖宫产例数，抽查其中部分剖宫产病历，核实是否为医学指征剖宫产。	孕产妇死亡漏报____例； 新生儿死亡漏报____例； 死胎漏报 男____例、女____例； 死产 报 男____例、女____例； 出生缺陷漏报____例； 双胎漏报____例、活产____例； 抽查漏报产妇数____例； 剖宫产活产____例、剖宫产数____例，剖宫产率____%；医学指征剖宫产活产____例，医学指征剖宫产率____%。				
		2. 查看"危重数登记本"。	抄录危重转院的孕产妇名单，记录姓名、年龄、住址（常住、暂住、户籍），病因，转归情况，转入医院名称、转入时间，家属联系情况，当场由相关工作人员对危重孕产妇进行电话追踪，核实其终结局，判定是否为孕产妇死亡漏报。	孕产妇死亡漏报____例。				
		3. 查看"孕产妇死亡登记本"。	抄录死亡孕产妇名单：姓名、年龄、住址（常住、暂住、户籍），身份证号码，死亡时间、死因；与省妇幼卫生信息平台核实是否有漏报。	孕产妇死亡漏报____例。				

续表

科室	事项	线索资料	细化要求	质控结果	是否完成	如未完成，请说明原因	负责人	相关定义
儿科（住院）	查儿童死亡漏报线索	1. 查看"出入院登记本"。	查看出入院登记本，抄录先天性疾病、低体重儿等高危患儿未愈自动出院、因病情较重转入上级医疗机构等信息；当场由相关人员电话追踪转院后的情况，核实其最终结局，判定是否为5岁以下儿童死亡漏报。	12月龄~4岁死亡漏报男___例，女___例；28天~11月龄死亡漏报男___例，女___例，小于28天死亡漏报男___例，女___例。				
		2. 查看"危重患者抢救登记本"。	查看每例危重患儿抢救记录、转归情况，如抢救是否成功、转归是否详细；对记录不详细者，应调取病历，核实其转归。					
		3. 查看"死亡登记本"。	查看"死亡登记本"上登记的5岁以下儿童死亡的名单是否与省妇幼卫生信息平台上报的名单一致，核实有无5岁以下儿童死亡漏记录；详细记录死亡报儿童的姓名、性别、年龄、出生时间、母亲姓名、病案号、死因。					

续表

科室	事项	线索资料	细化要求	质控结果	是否完成	如未完成，请说明原因	负责人	相关定义
病案室	查5岁以下儿童死亡、孕产妇死亡漏报线索	1. 调阅所有5岁以下儿童死亡名单。	姓名、性别、年龄、身份证号码、出生时间、住址（常住、暂住、户籍）、死因、父母联系方式，与省妇幼卫生信息平台核实是否有漏报。	12月龄~4岁死亡漏报男____例，女____例；28天龄~11月死亡漏报男____例，女____例；小于28天死亡漏报男____例，女____例。				1. 5岁以下儿童死亡：出生后至儿童未满5周岁死亡的儿童死亡。2. 婴儿死亡：出生后至满周岁死者死亡。3. 新生儿死亡：出生后至未满28天者死亡。4. 5岁以下儿童死亡数包括婴儿死亡数，含新生儿死亡数。
		2. 核实从妇产科抄录的死胎/死产名单。	查看母亲病历，了解分娩过程及Apgar评分，以便确定误诊为死胎死产的新生儿死个案。					
		3. 调阅高危儿童出院名单（重点：危急重症、自动出院和转院、非医嘱离院）。	调阅病历，初筛出院转归情况，了解父母姓名、电话、儿童健康状况，详细地址，追踪患儿目前健康状况。					
		4. 调阅所有孕产妇死亡名单。	姓名、年龄、身份证号码、出生时间、住址（常住、暂住、户籍）、死因、转归，与省妇幼卫生信息平台核实是否有漏报。	孕产妇死亡漏报____例。				1. 孕产妇死亡：在妊娠期或妊娠终止后42天之内的妇女，不论妊娠期长短和何部位，由任何与妊娠或妊娠处理有关的或由此而加重了的原因导致的死亡。2. 育龄妇女：年龄在15~49岁的妇女。
		5. 查阅所有育龄妇女死亡名单及病历。	姓名、年龄、身份证号码、出生时间、住址（常住、暂住、户籍）、死因、转归、在病历中查阅末次月经、联系方式等其他线索，查看病历判定是否为孕产妇死亡。					

续表

科室	事项	线索资料	细化要求	质控结果	是否完成	如未完成请说明原因	负责人	相关定义
医务科	查5岁以下儿童死亡、孕产妇死亡漏报线索	1. 查看5岁以下儿童死亡存根。	查看孕产妇死亡存根个案信息与省妇幼卫生信息平台上报的名单是否一致、核查有无5岁以下儿童死亡；详细记录死亡儿童的姓名、性别、年龄、出生时间、死亡时间、母亲姓名、病案号、死因。	12月龄~4岁死亡漏报男___例、女___例；28天龄~11月死亡漏报男___例、女___例；小于28天死亡漏报男___例、女___例。				
		2. 查看育龄妇女死亡存根。	1. 如有孕产妇死亡，查看与省妇幼卫生信息平台上报的名单是否一致、核实有无漏报，如有漏报请补充相关死亡信息，以便补报。2. 调取疑似漏报孕产妇死亡病历并于查看病历记录，核实是否为孕产妇死亡漏报。	孕产妇死亡漏报___例。				
急诊科	查5岁以下儿童死亡、孕产妇死亡漏报线索	1. 查看"接诊记录本"中5岁以下儿童死亡线索。	1. 查看5岁以下儿童死亡线索，对高危就诊患儿抄录其姓名、性别、年龄、出生时间、死因、籍贯、父母联系方式；当场由相关工作人员电话追踪其情况，转院后，核实其最终结局，判定是否5岁以下儿童死亡。2. 若转入院内相关科室，是否死亡。	12月龄~4岁死亡漏报男___例、女___例；28天~11月龄死亡漏报男___例、女___例；小于28天死亡漏报男___例、女___例。				
		2. 查看"接诊记录本"中孕产妇死亡线索。	1. 查看孕产妇死亡线索，对高危就诊孕产妇及育龄妇女抄录其姓名、年龄、身份证号码、住址（常住、暂住、户籍）、死亡时间、死因、家属联系方式、转院；当场由相关工作人员电话追踪其情况，转院后，核实其最终结局，判定是否孕产妇死亡漏报。2. 若转入院内相关科室核实是否为死亡。	孕产妇死亡漏报___例。				

妇幼健康信息质量控制记录（市级相关部门）

抽查时间：

部门名称	科室名称	事项	线索资料	细化要求	质控结果	是否完成	如未完成，请说明原因	负责人	相关定义
市公安局	户籍管理科	查看"死亡销户记录"，查找育龄妇女、5岁以下儿童死亡线索	1.查看全市育龄妇女死亡名单。	姓名、年龄、出生时间、具体住址。	孕产妇死亡漏报___例。				
			2.查看全市5岁以下儿童死亡名单。	姓名、性别、身份证号码、出生时间、死亡时间、具体住址。	12月龄～4岁死亡漏报男___例，女___例；28天～11月龄死亡漏报男___例，女___例；小于28天死亡漏报男___例，女___例。				
		核实医院等机构抄录的死亡名单	核实死亡名单中有销户记录或详的是否查找到户主任系名、住址等，便于任系统中补报个案卡。						
市民政局	火葬场	查看"火化证明"，查找育龄妇女、5岁以下儿童死亡线索	1.查找全市育龄妇女死亡名单。	姓名、年龄、出生时间、具体住址、死因。	孕产妇死亡漏报___例。				
			2.查看全市5岁以下儿童死亡名单。	姓名、性别、身份证号码、出生时间、死亡时间、具体住址、死因。	12月龄～4岁死亡漏报男___例，女___例；28天～11月龄死亡漏报男___例，女___例；小于28天死亡漏报男___例，女___例。				
市福利院		查找五岁以下儿童死亡线索	询问工作人员是否有五岁以下儿童死亡。	姓名、性别、身份证号码、出生时间、死亡时间、具体住址、死因。	12月龄～4岁死亡漏报男___例，女___例；28天～11月龄死亡漏报男___例，女___例；小于28天死亡漏报男___例，女___例。				

妇幼保健信息质量控制记录（县区妇幼保健院）

县区妇幼保健院名称：　　　　　　　　　抽查时间：

科室	事项	线索资料	细化要求	质控结果	是否完成	如未完成，请说明原因	负责人	相关定义
妇幼卫生信息科	查看妇幼健康信息组织管理	1. 组织架构。	1. 有分管信息工作的院领导。 2. 设有信息科或有专职信息人员管理辖区妇幼信息工作。					
		2. 制度。	建立健全信息管理与考核制度、例会制度、妇幼信息报送制度、现场指导制度、信息安全管理制度、信息管理保密制度、密码管理制度等，并有效实施。建立妇幼信息管理保密账号、密码系统账号（医院系统含有即可）。	以上工作开展情况（包括开展工作的特色、亮点，未开展的工作说明）：				
		3. 计划、总结。	有年度妇幼健康信息工作计划和工作总结（医院保健工作中含有即可）。	以上工作开展情况（包括开展工作的特色、亮点，未开展的工作说明）：				
		4. 质控时限内相关工作开展情况。	1. 质控资料（通知、督导记录表、督导资料等）。 2. 例会资料（通知、签到册、课件、影像资料等）。 3. 开展妇幼卫生信息工作的相关资料。 4. 监测点儿童、孕产妇死亡评审开展情况（包括评审病例覆盖面、评审资料）。	以上工作开展情况（包括开展工作的特色、亮点，未开展的工作说明）：				
产科（门诊）	查看孕产妇保健指标	1. 查看"孕产妇保健手册"。	查看孕产妇是否按系统管理程序要求在孕13周内（不满13周）接受产前检查。	抽查"孕产妇保健手册"共____本，早孕建册____人、早孕建册率____%。				
		2. 查看"三病登记册"。	查看"三病登记册"中登记孕妇有无在孕13周内（不满13周）接受三病检测。	抽查"三病登记册"中孕产妇____人，其中三病检测____人，三病检测率____%，早孕检测率____%。				
		3. 查看"高危孕产妇管理登记本"。	查看高危孕妇是否按照要求进行管理，有无管理记录；转诊至上级医疗机构的，有无进行随访，随访情况有无记录。	高危孕妇____人，孕产妇高危管理____人，其中失访____人，高危孕产妇管理率____%。				

续表

科室	事项	线索资料	细化要求	质控结果	是否完成	如未完成，请说明原因	负责人	相关定义
妇产科（住院）	查孕产妇死亡、新生儿死亡漏报线索、核实剖宫产相关指标	1. 查看"住院分娩登记册"。	1. 抄录所有孕产妇死亡名单：姓名、年龄、住址（常住、暂住、户籍）、死因、死亡时间，与省妇幼卫生信息平台核实是否有漏报。 2. 抄录所有新生儿死亡名单：姓名、性别、身份证号码、住址（常住、暂住、户籍）、出生时间、死亡时间、死因，先天畸形名；母亲身份证号、年龄，与省妇幼卫生信息平台核实是否有出生缺陷漏报。 3. 抄录高危人群（出生体重低于2500克，Apgar评分低、双胎等）以及危重而转院的孕产妇名单：孕产妇姓名、年龄、住址（常住、暂住、户籍）、联系方式，转院者包括转入医院名称，转入时间等，当场由相关工作人员对危重孕产妇进行电话追踪，核实其最终结局，判定是否为孕产妇死亡漏报。 4. 根据分娩方式抽查情况，查看分娩全部病历，抽查其中部分剖宫产病历，核实是否为医学指征剖宫产。	孕产妇死亡漏报____例； 新生儿死亡漏报____例； 死胎漏报男____例、女____例； 死产漏报男____例、女____例； 出生缺陷漏报男____例、女____例； 双胎漏报____例； 抽查产妇____数____例，剖宫产活产数____例，剖宫产率____%； 医学指征剖宫产活产数____例，医学指征剖宫产率____%。				
		2. 查看"危重抢救登记本"。	抄录危重转院的孕产妇名单：姓名、户籍、住址（常住、暂住、详细地址、联系方式，转入医院名称，转入时间、病因、转归、家属联系方式，当场由相关工作人员对危重孕产妇进行电话追踪，核实其最终结局，判定是否为孕产妇死亡漏报。	孕产妇死亡漏报____例。				
		3. 查看"孕产妇死亡登记本"。	抄录死亡孕产妇名单：姓名、户籍、住址（常住、暂住、户籍，死亡时间、死因），身份证号码，与省妇幼卫生信息平台核实是否有漏报。	孕产妇死亡漏报____例。				

续表

科室	事项	线索资料	细化要求	质控结果	是否完成	如未完成，请说明原因	负责人	相关定义
儿科（住院）	查儿童死亡漏报线索	1. 查看"出入院登记本"。	查看出入院登记本，抄录先天性疾病、低体重儿等高危患儿未愈出院、因病情较重转上级医疗机构的姓名、住址、年龄、家长联系方式等信息；当场由相关工作人员电话追踪其出院后、转院后的情况，核实其最终结局，判定是否为5岁以下儿童死亡漏报。					
		2. 查看"危重患者抢救登记本"。	查看每例危重患儿抢救情况，如抢救是否成功，转归情况；对记录不详细者，应调取病历，核实其转归。					
		3. 查看"死亡登记本"。	查看"死亡登记本"上登记的5岁以下儿童死亡与省妇幼卫生信息平台上报的名单是否一致，核实有无5岁以下儿童死亡；详细记录漏报儿童的姓名、性别、年龄、出生时间、死亡时间、母亲姓名、病案号、死因。	12月龄~4岁死亡漏报男___例，女___例；28天~11月龄死亡漏报男___例，女___例；小于28天死亡漏报男___例，女___例。				

续表

科室	事项	线索资料	细化要求	质控结果	是否完成	如未完成，请说明原因	负责人	相关定义
	查5岁以下儿童死亡、孕产妇死亡漏报线索	1. 调阅所有5岁以下儿童死亡名单。	姓名、性别、年龄、身份证号码、出生时间、死亡时间、住址（常住、暂住、户籍），死因，父母联系方式，与省妇幼卫生信息平台核实是否有漏报。	12月龄~4岁死亡漏报男___例，女___例；28天~11月龄死亡漏报男___例，女___例；小于28天死亡漏报男___例，女___例。				1. 5岁以下儿童死亡：出生后至未满5周岁的儿童死亡。2. 婴儿死亡：出生后至未满周岁者死亡。3. 新生儿死亡：出生后至满28天者死亡。4. 5岁以下儿童死亡数包含婴儿死亡数，婴儿死亡数包含新生儿死亡数。
		2. 核实从妇产科抄录死胎/死产的名单。	查看母亲病历，了解分娩过程及Apgar评分，以便确定误诊误治的新生儿死亡个案。					
病案室		3. 调阅高危儿出院名单（重点危重症和转动出院、非医院离院）。	调阅病历、初筛出院转归情况，了解父母姓名电话、儿童年龄、详细地址，追踪患儿目前健康状况。	孕产妇死亡漏报___例。				1. 孕产妇死亡：在妊娠期或妊娠终止后42天之内的妇女，不论妊娠期长短和何种受孕部位，由任何与妊娠或妊娠处理有关的或由此而加重了的原因导致的死亡。2. 育龄妇女：年龄在15~49岁的妇女。
		4. 调阅所有孕产妇死亡名单。	姓名、年龄、住址（常住、暂住、户籍），死亡时间，死因，与省妇幼卫生信息平台核实是否有漏报。					
		5. 查阅所有育龄妇女死亡名单及病历。	姓名、年龄、住址（常住、暂住、户籍），出生时间，死亡时间，死因，转归，在病历中查询末次月经，死因，联系方式等其他线索，查看病历判定是否为孕产妇死亡。					

续表

科室	事项	线索资料	细化要求	质控结果	是否完成	如未完成，请说明原因	负责人	相关定义
医务科	查5岁以下儿童死亡、孕产妇死亡漏报线索	1. 查看5岁以下儿童死亡存根。	查看5岁以下儿童死亡根个案信息与省妇幼信息平台上报的名单是否一致，核实有无5岁以下儿童死亡；详细记录漏报儿童的姓名、性别、年龄、出生时间、死亡时间、母亲姓名、病案号、死因。	12月龄~4岁死亡漏报男___例、女___例；28天~11月龄死亡漏报男___例、女___例；小于28天死亡漏报男___例、女___例。				
		2. 查看育龄妇女死亡存根。	1. 如有孕产妇死亡，查看与省上报的名单是否一致，核实有无死亡漏报，如有漏报请抄录姓名、住址、年龄、住址、死因等相关信息，以便补报。2. 调取疑似漏报孕产妇死亡的育龄妇女死亡病历查看病历记录，核实是否为孕产妇死亡漏报。	孕产妇死亡漏报___例。				
急诊科	查5岁以下儿童死亡、孕产妇死亡漏报线索	1. 查看"接诊记录本"中5岁以下儿童死亡线索。	1. 查看5岁以下儿童死亡线索，抄录其姓名、年龄、性别、死亡时间、住址（常住、暂住、户籍）、出生时间、父母联系方式、转入科室、死亡原因；转院情况，当场死亡，转院后由相关工作人员电话追踪其最终结局，判定是否为5岁以下儿童死亡漏报。2. 若转入院内相关科室，需到相关科室核实是否为死亡。	12月龄~4岁死亡漏报男___例、女___例；28天~11月龄死亡漏报男___例、女___例；小于28天死亡漏报男___例、女___例。				
		2. 查看"接诊记录本"中孕产妇死亡线索。	1. 查看孕产妇死亡线索，对高危就诊孕产妇及育龄妇女抄录其姓名、年龄、死亡时间、住址（常住、暂住、户籍）、死因、家属联系方式、转入科室，转院情况，当场由相关其最终结局；转院后核实孕产妇死亡漏报，判定是否为孕产妇死亡漏报。2. 若转入院内相关科室，需到相关科室核实是否为死亡。	孕产妇死亡漏报___例。				

妇幼健康信息质量控制记录（县区综合医院）

县区综合医院名称：

抽查时间：

科室	事项	线索资料	细化要求	质控结果	是否完成	如未完成，请说明原因	负责人	相关定义
产科（门诊）	查看孕产妇保健指标	1. 查看"孕产妇保健手册"。	查看孕妇是否按系统管理程序要求在孕13周内（不满13周）接受产前检查。	抽查"孕产妇保健手册"共____本，早孕建册____人，早孕建册率____%。				
		2. 查看"三病登记册"。	查看"三病登记册"中登记孕妇有无在孕13周内（不满13周）接受三病检测。	抽查"三病登记册"中孕产妇____人，其中三病检测____人，三病检测率____%，早孕检测____人，早孕检测率____%。				
		3. 查看"高危妊娠管理本"。	查看高危孕妇是否按照要求进行管理，有无管理记录，随访情况有无进行随访，转诊至上级医疗机构的，有无转诊记录。	高危孕产妇____人、孕产妇高危管理____人、孕产妇高危管理率____%，其中失访____人、高危孕产妇管理率____%。				

续表

科室	事项	线索资料	细化要求	质控结果	是否完成	如未完成，请说明原因	负责人	相关定义
妇产科（住院）	查孕产妇死亡、新生儿死亡、剖宫产相关线索、核实剖宫产指标	1. 查看"住院分娩登记册"。	1. 抄录所有孕产妇死亡名单：姓名、年龄、住址（常住、暂住、户籍）、身份证号码、死亡时间、死因，与省妇幼卫生信息平台核实是否有漏报。 2. 抄录所有新生儿死亡：姓名、性别、出生时间、住址（常住、暂住、户籍）、死因，先天畸形名单：姓名、身份证号码，与省妇幼卫生信息平台核实信息是否有缺陷漏报、出生缺陷漏诊。 3. 抄录高危人群（出生体重低于2500克，Apgar评分低，双胎等）以及危险的孕产妇名单：孕产妇姓名、年龄、住址（常住、暂住、户籍）、联系方式、转院者包括转入医院名称、转入时间等，当场由相关工作人员对高危重与危急重孕产妇进行电话追踪、核实其最终结局，核查高危产妇产后。 4. 根据分娩量查看全部或者抽查部分时间段内产妇分娩方式和结局，抽查其中部分剖宫产病历，判定是否为医学指征剖宫产。	孕产妇死亡漏报____例； 新生儿死亡漏报____例； 死胎漏报男____例，女____例； 出生缺陷漏报男____例，女____例； 双胎漏报____例； 抽查产妇____例，剖宫产____例，剖宫产活产率____%； 医学指征剖宫产____例，活产产数____，医学指征剖宫产率____%。				
		2. 查看"危急救登记本"。	抄录危重转院的孕产妇名单，记录姓名、身份证码、户籍（常住、暂住、户籍）、详细地址、转入医院名称、转入时间、病因、转归情况、家属联系方式，当场由相关工作人员对危重与高危孕产妇进行电话追踪，核实其最终结局，判定是否为孕产妇死亡漏报。	孕产妇死亡漏报____例。				
		3. 查看"孕产妇死亡登记本"。	抄录死亡孕产妇名单：姓名、年龄、住址（常住、暂住、户籍）、身份证号码、死亡时间、死因，与省妇幼卫生信息平台核实是否有漏报。	孕产妇死亡漏报____例。				

续表

科室	事项	线索资料	细化要求	质控结果	是否完成	如未完成，请说明原因	负责人	相关定义
儿科（住院）	查儿童死亡漏报线索	1. 查看"出入院登记本"。	查看出入院登记本，抄录先天性疾病、低体重儿等高危患儿未愈出院、因病情较重转入上级医疗机构等医疗信息；患儿的自动出院、年龄、住址、家长联系方式等信息；当场由相关工作人员电话追踪其出院后的情况，核实其最终结局，判定是否为5岁以下儿童死亡漏报。	12月龄~4岁死亡漏报男＿＿例，女＿＿例；28天~11月龄死亡漏报男＿＿例，女＿＿例；小于28天死亡漏报男＿＿例，女＿＿例。				
		2. 查看"危重患者抢救登记本"。	查看每例危重患儿抢救记录，如抢救是否成功、转归情况；对记录不详细者，应调取病历，核实其转归。					
		3. 查看"死亡登记本"。	查看"死亡登记本"上登记的5岁以下儿童死亡与省妇幼卫生信息平台上报的名单是否一致、核实有无5岁以下儿童死亡；详细登记漏报儿童的姓名、性别、年龄、出生时间、死亡时间、母亲姓名、病案号、死因。					

科室	事项	线索资料	细化要求	质控结果	是否完成	如未完成，请说明原因	负责人	相关定义
病案室	查5岁以下儿童死亡、孕产妇死亡漏报线索	1. 调阅所有5岁以下儿童死亡名单。	姓名、性别、年龄、身份证号码、出生时间、住址（常住、暂住、户籍）、死因、父母联系方式，与省妇幼卫生信息平台核实是否有漏报。	12月龄~4岁死亡漏报男____例，女____例；28天~11月龄死亡漏报男____例，女____例；小于28天死亡漏报男____例，女____例。				1. 5岁以下儿童死亡：出生后至未满5周岁的儿童死亡。2. 婴儿死亡：出生至满周岁者死亡。3. 新生儿死亡：出生后未满28天者死亡。4. 5岁以下儿童死亡数含婴儿死亡数，婴儿死亡数包含新生儿死亡数。
		2. 核实从妇产科抄录的死胎/死产名单。	查看母亲病历，了解分娩过程及Apgar评分，以便确定误诊为死胎死产的新生儿死亡个案。					
		3. 调阅高危儿童出院名单（重点、重复自动出院和转院、非医嘱离院）。	调阅病历、初筛出院转归情况，了解父母姓名、电话、儿童年龄、详细地址，追踪患儿目前健康状况。					
		4. 调阅所有孕产妇死亡名单。	姓名、年龄、身份证号码、住址（常住、暂住、户籍）、死因、与妇幼卫生信息平台核实是否有漏报。	孕产妇死亡漏报____例。				1. 孕产妇死亡：在妊娠期或妊娠终止后42天之内的妇女，不论妊娠期长短和受孕部位，由任何与妊娠或妊娠处理有关的原因导致的死亡，或由此而加重了的原因所致死亡。2. 育龄妇女：年龄在15~49岁的妇女。
		5. 查阅所有育龄妇女死亡名单及病历。	姓名、年龄、身份证号码、住址（常住、暂住、户籍）、死因、死亡时间、出生时间、经、县归、转归、死亡方式等其他线索、查看病历判定是否为孕产妇死亡。					

续表

科室	事项	线索资料	细化要求	质控结果	是否完成	如未完成，请说明原因	负责人	相关定义
医务科	查5岁以下儿童死亡、孕产妇死亡漏报线索	1. 查看5岁以下儿童死亡存根。	查看5岁以下儿童死亡个案信息与省妇幼卫生信息系统台账个根死亡信息上报是否一致，核实有无5岁以下儿童死亡；详细记录上报的名单的姓名、性别、年龄、出生时间、死亡时间、住址、母亲姓名、档案号、死因。	12月龄~4岁死亡漏报男___例，女___例；28天~11月龄死亡漏报男___例，女___例；小于28天死亡漏报男___例，女___例。				
		2. 查看育龄妇女死亡存根。	1. 如有孕产妇死亡，查看与省妇幼卫生信息平台上报信息是否一致，核实有无漏报，如有漏报请抄录姓名，以便补报。 2. 调取疑似漏报孕产妇死亡病历，并查看病历记录，核实是否为孕产妇死亡漏报。	孕产妇死亡漏报___例。				
急诊科	查5岁以下儿童死亡、孕产妇死亡漏报线索	1. 查看"接诊记录本"中5岁以下儿童死亡线索。	1. 查看5岁以下儿童死亡线索，对高危就诊患儿抄录其姓名、性别、年龄、住址（常住、暂住）、身份证号码、出生时间、死因、户籍、父母联系电话方式，转入科室、转院出院后，当场由相关人员工作结局，核实其最终结局，判定是否为5岁以下儿童死亡漏报。 2. 若转入院内相关科室，需转入院内相关科室核实是否为儿童死亡。	12月龄~4岁死亡漏报男___例，女___例；28天~11月龄死亡漏报男___例，女___例；小于28天死亡漏报男___例，女___例。				
		2. 查看"接诊记录本"中孕产妇死亡线索。	1. 查看孕产妇死亡线索，对高危就诊孕产妇及育龄妇女抄录其姓名、年龄、住址（常住、暂住）、身份证号码、出生时间、死因、户籍、家属联系电话方式，转入科室、转院出院后，当场由相关人员工作结局，核实其最终结局，判定是否为孕产妇死亡漏报。 2. 若转入院内相关科室，需到相关科室核实是否为孕产妇死亡。	孕产妇死亡漏报___例。				

妇幼健康信息质量控制记录（县区相关部门）

抽查时间：＿＿＿＿＿＿

部门名称	科室名称	事项	线索资料	细化要求	质控结果	是否完成	如未完成，请说明原因	负责人	相关定义
县区公安局	户籍管理科	查看"死亡销户记录"，查找育龄妇女、5岁以下儿童死亡线索。	1.查看全市育龄妇女死亡名单。	姓名、年龄、身份证号码、出生时间、具体住址。	孕产妇死亡漏报＿＿例。				
			2.查看全市5岁以下儿童死亡名单。	姓名、性别、年龄、身份证号码、出生时间、具体住址。	12月龄~4岁死亡漏报男＿＿例、女＿＿例；28天~11月龄死亡漏报男＿＿例、女＿＿例；小于28天死亡漏报男＿＿例、女＿＿例。				
		核实医院等机构抄录的死亡名单。	核实死亡名单中户籍不详的是否有销户记录或查找到户主的姓名、住址等，便于在系统中补报个案卡。						
县区民政局	火葬场	查看"火化证明"，查找育龄妇女、5岁以下儿童死亡线索。	1.查找全市育龄妇女死亡名单。	姓名、年龄、身份证号码、出生时间、具体住址、死因。	孕产妇死亡漏报＿＿例。				
			2.查找全市5岁以下儿童死亡名单。	姓名、性别、年龄、身份证号码、出生时间、具体住址、死因。	12月龄~4岁死亡漏报男＿＿例；女＿＿例；28天~11月龄死亡漏报男＿＿例；女＿＿例；小于28天死亡漏报男＿＿例、女＿＿例。				
县区福利院		查找五岁以下儿童死亡线索。	询问工作人员是否有五岁以下儿童死亡。	姓名、年龄、身份证号码、出生时间、具体住址、死因。	12月龄~4岁死亡漏报男＿＿例；女＿＿例；28天~11月龄死亡漏报男＿＿例；女＿＿例；小于28天死亡漏报男＿＿例、女＿＿例。				

妇幼健康信息质量控制记录（社区卫生服务中心或乡镇卫生院）

社区卫生服务中心或乡镇卫生院名称：

抽查时间：

部门名称	事项	线索资料	细化要求	质控结果	是否完成	如未完成，请说明原因	负责人	相关定义
社区卫生服务中心或乡镇卫生院	1. 查看妇幼健康信息组织管理。	1. 制度。	建立健全质控制度、例会制度、信息报送制度、信息安全管理制度、信息管理保密制度、信息数据备份管理制度以及信息系统账号、密码管理制度等，并有效实施。	以上工作开展情况（包括开展工作的特色、亮点，未开展工作的工作说明）：				
		2. 计划、总结。	有年度妇幼健康信息工作计划和工作总结（医院保健工作中含有即可）。	以上工作开展情况（包括开展工作的特色、亮点，未开展工作的工作说明）：				
		3. 质控时限内相关工作开展情况。	1. 质控资料（通知、质控记录等）。 2. 例会资料（通知、签到册、培训记录、影像资料等）。 3. 开展妇幼卫生信息日常工作的相关资料。	以上工作开展情况（包括开展工作的特色、亮点，未开展工作的工作说明）：				
	2. 查活产漏报。	1. 查看抽样居委会（村）的 5 岁以下儿童花名册，与乡镇卫生院的分娩登记本、出生医学证明、孕产妇系统管理卡、儿童预防接种卡、产后访视卡相互比对。 2. 将产名单与社区卫生服务中心或乡镇卫生院的 5 岁以下儿童花名册、出生花名册比对。	了解居委会（村）活产漏报情况。 了解乡镇街道活产漏报线索。	活产漏报 ____ 例。				
	3. 查 5 岁以下儿童、孕产妇死亡漏报。	将在医院、计生、公安，疾病预防控制中心、计生委抄录的死亡名单，与社区卫生服务中心或乡镇卫生院孕产妇死亡及育龄妇女死亡登记表、儿童死亡登记册核对。	抄录死亡漏报名单，儿童包括姓名、性别、年龄、身份证号码、出生时间、死亡时间、死亡地址、死因，孕产妇包括姓名、年龄、死因等。	孕产妇死亡漏报 ____ 例； 12 月龄～4 岁死亡漏报男 ____ 例、女 ____ 例； 28 天～11 月龄死亡漏报男 ____ 例、女 ____ 例； 小于 28 天死亡漏报男 ____ 例、女 ____ 例。				

233

续表

部门名称	事项	线索资料	细化要求	质控结果	是否完成	如未完成，请说明原因	负责人	相关定义
	4. 查5岁以下儿童死亡漏报	查阅近5年社区卫生服务中心或街道（乡镇）卫生院的儿童预防免疫记录。	对预防免疫中断的儿童进行追踪，确认儿童健康状况，如有发生死亡，将死亡与各单位妇幼卫生信息平台进行核实，查看是否存在漏报。	12月龄～4岁死亡漏报男____例，女____例；28天～11月龄死亡漏报男____例，女____例；小于28天死亡漏报男____例，女____例。				
		翻阅近5年内的5岁以下儿童死亡名册，了解死亡是否存在5岁以下儿童有登记而漏报死亡卡的情况。	死亡登记与上报死亡卡数量和内容进行核对。	12月龄～4岁死亡漏报男____例，女____例；28天～11月龄死亡漏报男____例，女____例；小于28天死亡漏报男____例，女____例。				
社区卫生服务中心或乡镇卫生院	5. 查围产儿死亡漏报。	将围产儿死亡报告卡与儿童死亡登记册核对。	死亡登记与上报死亡卡数量和内容进行核对。	围产儿死亡漏报____例。				
	6. 查住院分娩率、系统管理率。	查阅儿童系统管理登记册、孕产妇系统管理登记册。	1. 检查初检孕周，产次接生，产后访视次数4个指标。2. 按年龄要求受生长监测或检查。4：2：2体格检查。	1. 查看孕产妇个案____例，漏报____例，系统管理率____%，住院分娩____%；系统管理孕产妇____例，系统管理率____%。2. 查3岁以下儿童____例，漏报____例，系统管理____例，系统管理率____%。				
		抽查孕产妇和儿童保健手册至少10本。	将保健手册信息与孕产妇系统管理登记册比对，查看登记信息是否一致。	1. 抽查孕产妇保健手册____本，系统管理虚报____例，漏报____例，系统管理率____%；抽查儿童保健手册____本，3岁以下儿童系统管理虚报____例，漏报____例，系统管理率____%。3. 住院分娩虚报____例，漏报____例，住院分娩率____%。				

续表

部门名称	事项	线索资料	细化要求	质控结果	是否完成	如未完成，请说明原因	负责人	相关定义
抽样居委会（村）	1. 查活产、死亡漏报。	查村医、村接生员（保健员）、村妇女主任、村会计计生等的有关出生及死亡记录。	将区（市、县）、街道（乡镇）两级医院、公安、计生等相关部门中级的该居委会（村）活产及死亡名单与村级记录核对，并入户调查核实。	村级：活产漏报___例；12月龄～4岁死亡漏报男___例、女___例；28天～11月龄死亡漏报男___例、女___例；小于28天死亡漏报男___例、女___例。				
			居委会（村）与街道（乡镇）卫生院的5岁以下儿童花名册与出生医学证明、儿童预防接种卡、妇系统管理卡、孕产妇晚登记本、产后访视卡相互核对。					
	2. 村卫生室建设。	随机入户访谈，了解本村出生、死亡情况。						
	3. 村医履职情况。							

死亡漏报名单

抽查市（州）：

抽查县区	查漏机构	所在科室	姓名	所属县	所属乡	孕产妇/儿童